칼대지않고
수술합니다

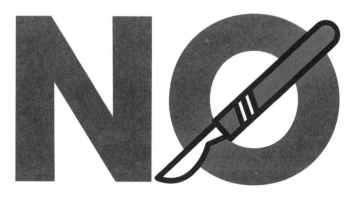

NO

회복 빠른 비절개 치료로 건강하게 사는 법

칼 대지 않고

- - - - - - - - - - - - - - - - -

수술합니다

김태희 지음 (하이푸, 외과 전문의)

RAON
BOOK

목차

종양 치료의 패러다임이 바뀌고 있다

종양 치료에 대한 패러다임이 수술에서 비수술 치료로 급격히 바뀌는 중인 것 같다. 그리고 암 치료에 대한 대안으로 면역항암제와 면역세포 치료가 이슈가 되고 있다. 이 책은 그 변화의 한가운데에서 보고 체험한 내용들을 독자들에게 담담하게 풀어보기 위해 쓰기 시작했다.

그동안 내가 주로 치료했던 환자 분들은 자궁 질환 환자 또는 암 환자들이다. 그런데 두 환자군(群)은 사실 서로 다른 이미지를 갖고 있다. 자궁 질환은 탄생의 이미지다. 치료를 통해 죽어가던 자궁이 살아나면서 환자가 환하게 피어나고 어려웠던 임신 소식이 들려온다. 반면에 암(癌)은 상실의 이미지를 떠올리게 한다. 내가 보는 암 환자들은 주로 전이암이며 삶의 마지막 순간을 직시하거나 때로는 애써 외면하면서 불안과 공포를 가슴 깊이 묻어두고 있는 분들이다. 한때는 개인적인 사연으로 암 환자를 보고 싶어 하지 않았고 한동안 치료를 회피했다. 그러나 환자가 있는 곳에 의사도 있는 법이라 어느 순간부터는 암 치료에 정진하게 됐다.

자궁과 암, 생명과 죽음이라는 극단적인 대비를 지난 수 년 동안 가까이서 접하다 보니 삶과 죽음의 신비에 대해 자주 생각하게 됐다. 현대의 우리는 죽음에 대해 이야기하는 것을 터부시하는 것 같다. 그러나 죽음을 직시해야 삶에 대한 성찰을 할 수 있고 인생의 깊이가 달라지는 것 같다.

문득 진료실 창 밖 풍경이 눈에 들어온다. 고풍스러운 덕수궁 대한문과 그 너머 붉게 단풍이 든 나무가 어렴풋이 보이고, 그 앞을 원색의 버스와 택시, 무채색의 승용차들이 분주하고 빽빽하게 도로를 채우며 달리고 있다.

그러나 평소 시술할 때 내가 보는 장면은 주로 흑백의 초음파 영상과 엷은 흑백 윤곽에 검은 색으로 표시되는 혈관 조영 영상들이다. 단조로운 영상들이지만 초음파와 혈관 조영술이 발달하면서 현대 의학의 풍경이 과거와는 상당히 다르게 변했다.

내가 수련의, 전공의였던 때만 해도 종양 치료는 수술 방에서 전기소작기에 환자의 살 타는 냄새와 함께 시작됐다. 전공의 시절 아침을 떠올려보면 진한 블랙커피 향과 살이 타는 냄새가 뒤섞여 모락모락 피어오른다. 복벽을 열고 나면 역동적으로 꿈틀거리는 내장과 혈관들이 전체적으로 불그스레한 풍경으로 보인다. 곧이어

조직을 자르고 태우고 묶는 분주한 손길들이 이어진다. 종양이 적출된 뒤에는 정상 조직을 복원하는 손길이 조심스레 이어진다. 복벽을 닫을 무렵이면 수술은 마무리 단계에 들어서고 대개 교수님은 물러나시고 수석 전공의 지휘 아래 피부 봉합까지 마무리되곤 했다. 가끔 수석 전공의가 기분이 좋으면 실습 학생에게 피부 봉합을 직접 해볼 기회를 주기도 했다.

전공의 시절 4년 동안은 개복 수술에서 복강경과 로봇 수술로 급격히 치료 패러다임이 바뀌는 시기였다. 내과, 신경외과, 혈관외과, 영상의학과 등에서 영상의학 중재 시술로 기존의 수술을 대체하는 치료가 활발해지기 시작했다. 오감을 자극하는 유혈이 낭자한 수술방에서 이루어졌던 치료 중 상당수가 지금은 단조로운 흑백 화면과 함께하는 명상적이고 조용한 시술실에서 이루어지고 있다.

나는 주로 비수술적 치료로 하이푸 시술, 동맥내 혈관치료, 색전술을 시행한다. 영상 모니터를 보면서 컴퓨터 마우스로 조작하거나 시술 테이블에서 영상을 보면서 카테터를 조작한다. 간간히 환자와 대화하면서 진행하기 때문에 간호사와 잡담할 여지는 없고 시술에 꼭 필요한 지시만 오갈 뿐이다. 조용한 가운데 환자의 호흡과 심박을 모니터하는 기계음만 규칙적으로 들린다.

자궁근종은 비교적 흔한 병이며 하이푸와 같은 비수술적 치료를 적용하기에 적합한 병이다. 우리나라와 미국의 예를 본다면 30,

40대 여성의 40% 이상이 초음파에서 근종이 보이며 검사 방법이 정밀할수록 더 많은 비율로 발견된다. 만일 부검을 해본다면 70% 이상에서 자궁근종이 나올 것으로 예상된다. 자궁근종은 흔하게 발견되고 상당수는 정기적으로 경과 관찰만 하는 것으로 충분하다. 다만 간혹 출혈, 통증, 빈뇨, 난임 등의 여러 가지 합병증이 생길 수가 있는데 그런 경우엔 치료가 필요하다. 기존의 치료법은 전신 마취를 전제로 하는 개복 수술, 복강경 수술 등 침습적인 치료가 주를 이루었으며, 자궁을 전부 적출해야 하는 경우도 있었다.

순백의 아이처럼 깨끗하게 아무것도 없는 정상 자궁뿐 아니라 작은 크기의 근종이 합병증을 만들지 않는 상태로 있는 것 또한 정상 자궁이라고 볼 수 있다. 왜냐하면 아주 작은 근종을 포함해 자궁에 뭔가 있을 가능성은 확률적으로 높기 때문이다. 그러므로 자궁근종의 치료 목표는 근종을 자궁에서 완전히 박멸하기 위해 몸에 무리를 주는 것보다는 비침습적 치료로 자궁근종의 크기를 문제없을 정도의 상태로 줄여주는 것이 옳다고 본다.

하이푸는 초음파를 한 초점에 모아서 생긴 열과 진동 에너지로 종양세포를 괴사시키는 치료법으로, 앞으로 자궁근종 치료에 보편적으로 쓰일 것으로 보인다. 그러나 하이푸의 한계도 있는데 자궁근종 내에 혈류가 강하거나 액화변성이 심한 경우에는 치료가 어렵다. 마치 젖은 장작은 태우기 어려운 것과 같은 이치다. 하이푸 시술 사례가 쌓이는 동안 하이푸의 효과를 강화시키고 합병증을 감소시키기 위해 연구, 사용한 것이 소나조이드와 자궁동맥 색전술을 응용한 기술이다. 소나조이드는 초음파 조영제인데 이를 이용한 하이푸는 추후 논문에 실리면 자세히 설명할 수 있을 것이다. 또 색전술은 하이푸와 더불어서 자궁근종의 비수술적 치료 중 대표적인 방법으로 자궁동맥을 막아서 근종으로 가는 혈류를 차단하는 치료이다. 그동안의 개인적인 경험으로 본다면 하이푸와 색전술을 같이 적용하면 치료의 적용 범위가 넓어져서 자궁을 적출할 일이 없어지고 합병증의 가능성도 많이 줄어든다.

자궁선근증은 자궁내막세포가 자궁 근육층에 착상해서 증식하는 병으로, 쉽게 말하면 자궁이 붓고 피나고 아픈 병이다. 근종에 비해 덜 알려진 병이지만, 이 병을 앓고 있는 환자 중 상당수는 극심한 생리통과 하혈로 일상생활이 어렵다. 대개는 호르몬과 진통제로 증세를 완화시키거나 근치적 치료로 자궁을 적출한다. 그러나 하이푸로 선근증을 치료하면 통증과 하혈이 금방 개선되고 가임력도 좋아져 환자 중에는 난임으로 고생하다가 하이푸 치료 후 임신에 성공한 사례가 많다. 앞으로 자궁선근증 치료 지침은 다른 치료보다 하이푸를 가장 먼저 고려하는 걸로 바뀔 것 같다.

우리나라에 하이푸가 처음 허가 받은 질환은 간암이었기 때문에 그동안 많은 간암 환자들을 만났다. 많은 암 환자들을 치료하면서 얻은 결론은 한 가지 치료로 암을 컨트롤하기는 좀처럼 쉽지 않다는 것이다. 암 초기일 때는 수술, 항암 치료, 방사선 치료, 호르몬 치료 등 치료 옵션이 비교적 많지만, 암이 진행되면 대학병원에서는 거의 항암만을 치료법으로 제시한다. 이럴 때는 치료하기가 어렵다.

나는 그동안 항암을 하는 환자들에게 하이푸를 같이 적용해서 좋은 결과를 얻어 왔다. 특히 수술을 못하는 췌장암의 경우 외국의 하이푸센터에서는 항암 휴지기에 하이푸를 하는 것이 표준 프로토콜처럼 되었다. 최근에는 면역항암제의 효과가 우리나라에도 많이 알려져 있고 결과 면에서 눈여겨보기에 충분하다. 또 진행암으로 투병 생활이 길어지고 항암제에 내성이 생겨 치료 휴지기를 지내는 환자라면 대안으로 동맥내 항암제를 사용해 볼 수 있다.

암 치료에 표준치료뿐 아니라 하이푸, 면역세포 주사, 면역항암제, 동맥내 항암 주사, 색전술 등을 함께 고려해 볼 것이 이 책에서 내가 계속해서 권하고 싶은 바이다.

그동안 의사로서 운이 좋았던 것은 훌륭한 조언을 해주는 선생님들을 많이 만났다는 점이다. 특히 요코하마의 테츠치 오쿠노 원장님과 충칭의과대학의 조쿤 교수님에게 깊은 감사를 드린다.

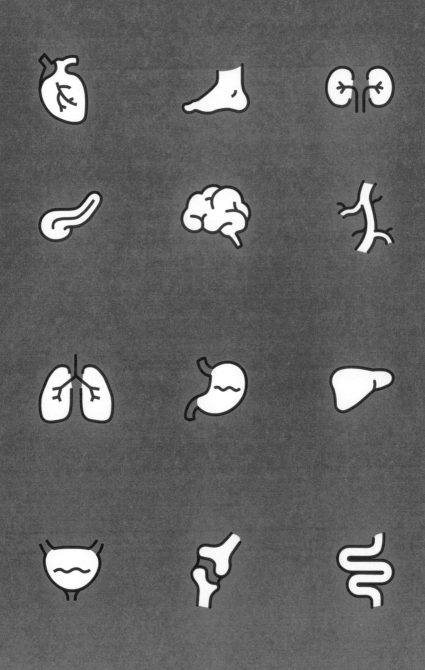

CHAPTER 1

수술 없이
종양을 없애고
싶은 사람들

"자궁 적출 하고 싶지 않아요"
_ 자궁근종

　30대 초반의 마른 체구인 여성 환자가 병원에 찾아왔다. 마른 체형이었는데도 불구하고 유달리 배가 많이 나왔는데 3년 동안 자궁근종 치료를 위해 한약을 꾸준히 먹었다고 한다. 산부인과에서는 자궁 적출을 권했는데 아직 미혼이라 적출은 고려할 생각이 없었다고 한다. 비록 향후 출산 계획이 없고 아이를 낳지 않게 되더라도 자궁 적출은 젊은 여성에게 부담스러웠을 것이다.

　그런데 근종이 점점 커지자 한약만으로는 더 이상 관리가 어려울 것 같다고 판단한 여성은 비수술적 치료를 찾아보다가 하이푸(HIFU: High intensity focused ultrasound) 시술을 결심했다. 하이푸는 강력한 초음파 에너지로 환자의 신체 깊숙이 존재하는 종양을 순간적으로 괴사시키기 때문에 절개할 필요가 없는 시술법이다.

　환자의 근종 크기는 14cm였는데 자궁 안의 중심부에 자리잡고 있었다. 정상 근육층들이 근종을 둘러싸고 있는 것이 마치 테두리처럼 보였다. 사실 이분이 하이푸 시술을 시도한 것은 이번이 처음이 아니었다. 그전에 다른 병원에서 하이푸로 시술받은 경험이 있었는데, 10cm가량의 근종이 오히려 14cm로 커져버린 것이다.

이 환자는 거대 근종인데다 혈류가 강해서 출혈도 심했다. 피가 나는 데다가 엄청 큰 사이즈일 때는 하이푸 시술 경험이 꽤 있는 의사도 "이런 경우에는 하이푸 시술이 안 돼요"라고 했을 것이다. 그러나 이분은 두 번의 하이푸 시술을 시도했고 실패했다. 이후에 근종이 더 커지자 환자는 화가 많이 난 상태였다.

"여기는 좀 다르다는 얘기를 들었는데 가능할까요?" 하고 물어오는 환자를 안심시켰다. 작은 근종은 누구나 하이푸 시술을 할 수 있지만, 이런 경우에는 조금 다른 방법을 시도해야 한다. 이렇게 근종이 큰 경우에는 하이푸 시술을 두 번에 나눠서 하든 세 번에 나눠서 하든 단독으로 실시하면 실패다. 한 가지 치료만으로는 원하는 효과를 얻을 수 없다.

우리 병원에서는 경우에 따라 자궁근종 색전술과 하이푸를 병행해서 시행한다(색전술에 관해서는 2장에서 설명). 물이나 피가 많거나 혈관이 복잡하게 얽혀 있거나 종양이 너무 크면 하이푸 시술이 안 된다. 그런데 색전술과 하이푸를 같이 하면 불가능하던 하이푸가 성공 사례로 바뀐다. 또 색전술만 시행하면 환자가 출산의 고통만큼이나 아픈 통증을 견뎌야 한다. 색전술과 하이푸 시술을 병행하면 심한 통증 없이 상호 보완적으로 시너지를 볼 수 있다.

이 환자의 경우에는 색전술로 완벽하게 혈관을 막는 것보다는 동맥내 혈관치료를 하면서 혈류를 저하시키고 하이푸를 병행했다. 한 달 후 괴사된 덩어리가 질을 통해서 빠져나왔다. 석 달 후 MRI 촬영을 했을 때에는 근종이 모두 사라지고 없었다. 불과 석 달 만에 14cm의 자궁근종이 사라진 것이다. 체구가 작고 마른 체형의 환자가 14cm의 근종을 갖고 있다 보니 마치 임신 8개월의 임신부처럼 배가 불룩한 상태였는데, 근종이 사라지고 나자 배가 납작해졌다.

이처럼 출산 전의 미혼 환자라면 자궁 적출을 하지 않고도 온전히 자궁을 보전하면서 근종을 치료하고 싶어 하는 것이 당연하다. 국민건강보험공단에 따르면 자궁근종 환자는 2007년 22만 9,324명에서 2011년 28만 5,544명으로 연간 4.8%씩 늘었다. 자궁근종 환자를 연령별로 보면 40대 여성이 47.9%를 차지한다. 30, 40대 미혼 여성의 인구도 꾸준히 늘고 있는 것을 감안하면 자궁근종에 대한 비수술적 치료는 앞으로 더욱 각광받을 것으로 보인다.

자궁근종 중 가장 흔한 증세는 출혈이다. 부정출혈이라든지 생리과다 등의 증세가 나타나기 때문에 환자들은 괴롭다. 자궁근종이 자궁 안에 크게 박혀 있을 때는 수술로 근종을 없애고 꿰매는 게 힘들기 때문에 산부인과 의사는 적출하자는 얘기를 흔히 한다. 심하게는 출산 계획이 있더라도 "나이도 많은데 애 갖지 마세요. 적출이 최선입니다"라고 하는 경우도 있다.

하루는 40대 중반 정도의 여성이 하얗게 질린 채로 우리 병원을 찾아왔다. 대학병원에서 적출하자는 이야기를 들었지만 수술하지 않고 버티던 환자가 출혈이 너무 심하다 보니 헤모글로빈 수치가 4.3까지 떨어진 것이다(정상은 12). 지혈이 우선이었기 때문에 자궁동맥 색전술을 먼저 시행했고, 바로 하이푸 시술로 근종을 태웠다.

색전술은 간이나 자궁의 종양을 없앨 때 많이 쓰는 방법이다. 정상 자궁세포는 자궁동맥뿐만 아니라 골반의 다른 동맥으로부터 우회길로 영양 공급을 받는데, 근종은 유독 자궁동맥에서만 영양 공급을 받는다. 그래서 자궁동맥을 막으면 근종은 굶어죽고 정상 자궁세포는 굶어죽지 않는다는 원리로 개발된 것이 색전술이다. 다만 간암 색전술은 항암제를 넣고 동맥을 막지만, 자궁근종은 암이 아니기 때문에 항암제가 필요하지 않다.

두 달 후 체크해 봤을 때 환자의 자궁근종이 급격하게 줄어든 걸 확인할 수 있었고, 지혈이 잘 되어서 헤모글로빈 수치가 11까지 올라왔다.

사실 자궁에 근종이 있는 경우는 그리 드물지 않다. 여성들이 자궁근종을 얼마나 갖고 있는지 연구한 사례를 보면 복부 초음파로 봤을 때는 40%, 질 초음파로 봤을 때는 62%의 여성이 근종이 있다고 한다. 한편 부검으로 통계를 냈을 때는 78%가 나왔다. 누구나 조그만 근종 하나쯤은 다 갖고 있다고 해도 이상할 건 없는 것이다.

대부분의 여성들은 자궁근종이 있다 해도 증상이 발현되지 않기 때문에 모르는 채 살아간다. 증상이 없다면 큰 걱정은 안 해도 상관 없다. 그렇지만 골반통, 생리과다, 생리불순, 부정출혈, 냉대하, 빈혈, 성교통, 반복 유산 등의 증세가 있고 일상생활이 힘들 정도라면 반드시 치료를 해야 한다. 근래에는 자궁근종으로 고생하는 환자의 연령대가 점점 낮아지고 있기 때문에 가임기 여성이라면 더욱 관심을 갖고 자신의 몸을 살펴볼 것을 권한다.

하이푸 시술은 고강도 초음파 집속 에너지로 근종을 괴사시키는 원리인데, 그렇다고 해서 시술 후 바로 근종이 사라지는 것은 아니다. 괴사된 종양의 흔적들은 주변 조직에 흡수되어 점점 줄어들어 가거나 점막 하 자궁근종의 경우에는 가끔 3개월 만에 생리 때 밖으로 빠져나오는 경우도 있다. 대신 절개를 하지 않기 때문에 출혈 걱정이 없고 생리과다, 부정출혈, 생리통 등의 관련 증상들은 한 달이면 바로 좋아진다.

괴사된 종양은 보통 3개월에 30~50%, 1년 됐을 때 70~90% 사라진다고 하면, 환자들 중에는 가끔 "이걸 100% 없앨 수 있는 방법은 없어요?" 하고 물어보는 분이 있다. "그래도 남아 있지 않냐"는 것이다. 환자들은 자궁 상태가 깨끗하기를 원한다. 갓 태어난 아기와 같은 깨끗한 장기를 갖기를 원하는 것이다. 그러나 수술을 하든 비수술적 요법을 쓰든 태어난 지 20~40년 된 장기가 새것처럼 깨끗하게 새로 태어나는 방법은 없다.

자궁내막에서 줄어든 근종 덩어리는 밖으로 빠져나오는 경우도 있는데, 이때 자궁경부가 많이 아프거나 냄새가 나는 경우도 있다. 그렇다 해도 이런 증세들은 3개월이면 좋아진다. 덩어리가 모두 빠져나오면 환자들은 기분 좋겠지만, 의학적 소견으로는 그렇든 그렇지 않든 딱히 상관없다. 결론을 말하자면, 자궁근종이 죽어 있는 채로 형체가 남아 있는 것은 문제가 되지 않는다.

"제발 기침만 멎게 해주세요"
_ 간암 폐 전이

제주도에 사는 40대 남성이 병원을 찾아왔다. 간에서 기인한 암인 원발성(原發性) 간암 환자였다. 색전술을 권유받아서 치료하다가 폐로 크게 전이가 된 상태였는데, CT를 보니까 폐암 덩어리가 너무 크게 퍼져 있었다.

대학병원에서 "더 이상 할 게 없습니다"는 말을 듣고 그가 처음에 찾아갔던 곳은 자연치유를 하는 곳이었다고 한다. 경제적으로 다소 여유가 있었던 이분은 몸이 호전될 것을 기대하며 산삼을 1억 5천만 원어치 정도 먹었다고 했다. 그런데 몸 상태는 기대치와 다른 양상을 보였다. 컨디션이 좋아지는 것 같으면서도 피검사를 하거나 CT를 찍어보면 암이 점점 커지고 있었다. 산삼을 계속 먹으면 안 되겠다 생각한 환자는 복용을 중단하고 새로운 치료법을 찾다가 우리 병원을 방문한 것이었다.

"개복 수술을 하지 않고도 종양을 괴사시킬 수 있다는 이야기를 듣고 왔습니다. 다른 건 필요없으니 제발 기침만 멎게 해주세요."

기침 때문에 잠을 못 이루던 이분은 우리 병원이 비수술적 치료인 하이푸 시술을 하는 곳이라는 얘기를 듣고 찾아온 것이었다. 간암의 경우에는 1회 시술만으로도 하이푸 치료가 완료되기 때문에 많은 관심을 받고 있었다.

이 환자는 폐로 광범위하게 전이가 많이 된 상태로 기관지를 압박하고 있는 탓에 잦은 기침을 하고 있었다. 원발성 간암 부위와 폐 전이 일부는 하이푸로 치료할 수 있었지만 폐 전이 부위를 모두 커버하기 위해서는 혈관치료도 병행해야 했다.

3단계로 치료를 설계했고, 먼저 동맥내 항암 치료를 시도하기로 했다. 우리가 일반적으로 말하는 '항암 치료(항암화학요법)'는 정맥을 통해 전신으로 항암제를 뿌려주는 '전신 항암 치료'다. 반면에 동맥내 항암 치료는 동맥을 통해 필요한 부위에 국소적으로 적용하는 치료다. 이 치료의 좋은 점은 100% 확률은 아닐지라도 상당수의 확률로 기침이 멎는다는 것이다(우리 병원 임상으로는 70%).

다음 날 기침이 멎고 환자가 기분이 좋아진 상태에서 하이푸 치료를 했다. 간은 색전술로 비교적 치료가 잘돼 있는 상태였기 때문에 하이푸를 심하게 적용할 필요가 없었고, 암이 점점 커지고 있는 폐 쪽에 하이푸를 세게 적용했다. 수면마취로 진행된 시술 후에 환자는 회복실로 옮겨졌다. 하이푸 치료는 시술 후에 다음날 바로 일상생활이 가능하기 때문에 회복 기간이 별도로 필요하지 않다.

그 다음으로는 키트루다(Keytruda) 면역항암제 치료를 적용했다. 면역항암요법은 인체의 면역체계를 활성화시켜 암세포와 싸우게 하는 암 치료법인데, 미국 제약회사 MSD의 면역항암제인 키트루다는 지미 카터 전 미국 대통령 때문에 화제가 되기도 했다. 피부암의 일종인 악성 흑색종이 간에서 뇌로 전이돼 "이제 저는 곧 떠납니다"라는 굿바이 인터뷰를 했던 지미 카터 전 미국 대통령(당시 91세)이 이 처방을 받고 완치 판정을 받아 "다시 돌아왔다"고 인터뷰를 하는 해프닝이 있었다.

3단계 치료를 마치고 그로부터 2개월 후 CT 촬영을 다시 했다. 암의 크기는 절반이 줄어들어 있는 상태였고, 특히 하이푸 시술을 했던 부위가 가장 많이 줄어들어 있었다. 또 6개월 후 CT 사진을 다시 보니 거기서 또 절반이 줄어들어 있는 상태였다. 돋보기로 열을 모으듯이 초음파로 열을 모아 종양을 괴사시키는 하이푸 치료 후에 환자의 체내에 존재하는 괴사된 종양 조직은 크기와 환자 상태에 따라 짧게는 9개월, 길게는 2~3년 안에 체내에 흡수되어 결국엔

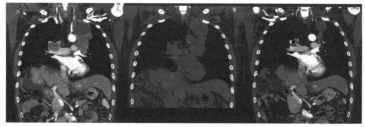

왼쪽부터 간암 폐 전이 환자의 시술 전 CT, 하이푸 시술 후 2개월 경과된 CT, 5개월 경과된 CT

사라진다.

이 환자는 이후로 다시 골프를 즐길 정도로 회복되어 갔다. 처음의 상태를 생각하면 의학적 소견으로는 지금쯤 이 세상 사람이 아니었을 분이다. 이처럼 동맥내 항암 치료와 하이푸 치료는 기침을 멎게 하고 암세포를 드라마틱하게 줄여주는 효과를 보이는 경우가 적지 않다.

최근에 종양외과에서는 하이푸처럼 절개, 마취, 출혈, 흉터가 없이 열로 종양을 치료하는 방법들이 여러 가지 등장했다. 고주파 열치료(radiofrequency ablation)가 있고, 레이저, 마이크로웨이브 등이 등장했다.

열로 종양을 괴사시켰을 때 의사들은 면역과의 상관관계를 느끼곤 한다. 우리나라에서 처음으로 여의도성모병원에서 하이푸 임상실험을 했을 때의 일이다. 하이푸로 오른쪽 유방암을 괴사시켰는데, 왼쪽 유방암도 같이 줄어드는 결과가 나왔다. 그런데 하이푸뿐만 아니라 열 치료들은 모두 그런 사례들이 있다. '전신 면역에 뭔가 관여하는구나' 하는 생각을 지울 수가 없다. 열로 암세포를 깨뜨렸을 때 세포 안의 물질들이 나오면서 우리 몸에는 항원항체반응이 일어나는 것으로 보인다(면역반응). 이것을 면역 시스템이 인지하면서 암세포를 공격한다는 추측을 해보고 있다.

사실 암이라는 건 복잡하고 어려운 병이다. 그런데도 암 진단을 받은 환자들은 완치를 희망하며 기적의 치료법이 있기를 기대하는 것이 보통이다. 그러나 우리는 현실적인 치료 목표를 세워야 한다. 암세포를 모두 없애겠다는 것은 특수한 경우에만 가능한 일이고, 보통은 완치보다는 '완벽한 관리'를 추구해야 한다.

특히 4기 환자들, 전이된 환자들에게는 하이푸, 면역항암제, 동맥 내 항암 치료가 완벽한 관리를 하는 데 중요한 툴이 될 수 있다고 본다. 모든 환자가 항암제와 방사선 치료만 붙들고 있기에는 너무 무모한 측면이 있다.

또 어느 치료법 하나만 고집하면서 효과를 기대하기에는 무리가 따른다. 장님이 코끼리 다리 만지는 것 같은 모양새가 될 수 있다. 어느 치료는 이 부분을 공격하고 또 다른 치료는 다른 측면을 공격하는 식으로 서로 보완해서 적용하면 치료 효과를 높일 수 있는 방법이 된다. 이 폐암 전이 환자에게 적용한 치료법들은 환자의 일상생활을 어렵게 만드는 치료들이 아니었기 때문에 환자의 만족도 또한 높았다.

나는 환자들에게 "항암 절대 하지 마세요"라는 말을 하진 않는다. 항암과 하이푸를 병행해서 치료한다든지, 항암과 면역항암제 치료를 병행한다든지 하는 방법을 권한다.

암 환자들은 전이가 시작되면 심하게 좌절하곤 하지만, 중요한 장기가 기능을 잃어버릴 정도로 암이 커지기 전까지는 급격하게 상태가 나빠지는 건 아니다. 적극적인 치료와 관리로 오랫동안 건강을 유지한 채 지내는 분들도 있으니까 차분하게 일상생활을 유지하면서 치료하기를 권하고 있다.

"잠시도 편하게 잠을 잘 수가 없어요"
_ 췌장암 간 전이

한국인 3명 중 1명은 암에 걸린다는 말이 있다. 평균수명이 늘어나다 보니 노인 인구가 늘어났고 그만큼 암 환자도 늘어났다는 설명도 있다. 암 환자들이 겪는 가장 흔하고 고통스러운 증상은 바로 통증인데, 표준 암 치료인 항암 치료를 받고 있는 환자의 약 30~50%가 통증으로 인한 고통을 겪고 있다. 말기암 환자 중에는 80~90%가 심한 통증으로 인해 일상생활 자체가 힘들다. 가슴이 찌릿하고 송곳으로 찌르는 것 같은 느낌, 복막이 터질 것 같은 느낌, 살을 에는 듯한 통증 등 살면서 한 번도 겪어보지 못한 말로 설명할 수 없는 통증은 삶을 비참하게 만든다.

암으로 인한 통증은 초기에는 약물(마약성 진통제)로 조절할 수 있지만, 점점 극심해지면서 이후에는 효과가 없는 경우가 생긴다. 반복적으로 과다 사용하다 보면 정신이 혼미해지고 일상생활이 어려워지는 데다가 장 운동이 심하게 저하되어 변비가 나타나기도 한다. 그렇지 않아도 잘 먹지 못하는 환자에게 이중고가 되는 것이다.

게다가 수술, 방사선 치료, 항암 치료를 받으면 치료 과정에서 동반되는 통증까지 더해진다. 삶을 포기하고 싶을 징도의 극심한 통증으로 인해 암 환자 중에는 "제발 나를 안락사시켜 줘"라고 가족에게 하소연하는 사람도 있다. 환자의 통증을 바라보며 해줄 게 없는 무력감으로 괴로워하는 가족들의 삶 또한 피폐해지곤 한다.

표준 암 치료인 수술, 방사선 치료, 항암 치료는 환자들이 육체적인 부작용을 경험하기 때문에 치료적 한계를 이야기하는 사람들이 많다. 그리고 병기의 진행(1기, 2기, 3기, 4기)에 따라 치료법이 정해져 있어서 말기암이나 전이암 환자의 경우에는 치료 선택의 폭이 더욱 좁아진다.

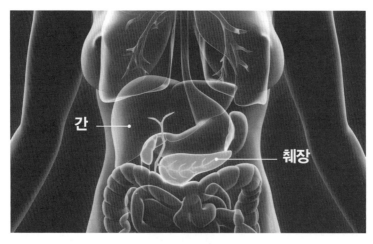

간과 췌장의 위치

2017년 들어 최근 우리 병원에 췌장암 환자들이 많이 내원하고 있다. 나이대는 40대부터 70대까지 다양하다. 그 환자들의 공통점을 한마디로 하면 '통증'이다. 암 환자의 통증은 원인이 다양하지만 대개 암세포가 신경까지 뻗어나가 신경세포를 자극하고 주변 장기를 압박해서 생긴다. 췌장암의 통증은 췌장 주변의 후복막 신경을 자극해서 발생한다.

췌장암 발병 후 간으로 전이된 환자 사례가 있었다. 48세의 췌장암 4기 환자였는데, "누워서 10분도 제대로 잠을 잘 수가 없어요"라고 통증을 호소했다.

소화효소와 호르몬(인슐린) 분비를 담당하는 췌장에 악성종양이 생긴 것이 췌장암이다. 흡연, 유전적 요인, 만성췌장염 등 여러 가지 요인에 의해 유발될 수 있지만, 초기 증상이 거의 없다. 따라서 복부 통증, 등 통증, 체중 감소, 소화 장애, 황달 등의 췌장암 증상이 나타났을 때는 이미 상당히 진행됐을 확률이 높다.

특히 췌장암은 혈관과 림프절을 통해서 췌장 인근에 있는 간으로 암이 전이되기 쉽다. 전이성 간암 환자의 17%가 췌장암에서 전이된 경우라는 통계가 있을 정도다. 대부분의 경우 췌장암 환자가 처음 병원을 찾는 것은 담도 폐쇄로 인한 황달 증상 때문이다. 췌장암은 위치상 수술이 어렵기 때문에 최근 유럽, 중국 등에서는 비수술적 시술인 하이푸를 많이 적용하고 있다. 돋보기로 햇빛을 모으듯이 고강도 초음파를 머리카락 굵기(3.3×1.1×1.1mm)의 작은 초점으로 모아 종양을 태우는 하이푸 치료는 환자의 체력 소모가 적기 때문에 기력이 없는 말기암 환자도 시술을 받을 수 있다.

이 환자에게 하이푸 시술로 기대할 수 있는 것은 통증 완화와 함께 종양 크기의 감소, 전이암 세포 파괴, 항원항체반응의 3가지였다. 하이푸가 극심한 통증을 개선할 수 있는 것은 암 종양을 없애는 과정에서 신경을 자극하는 미세한 전이암 세포와 염증반응을 일으키는 신생혈관들이 파괴되기 때문이다. 그리고 괴사된 암 종양은 주변의 신경, 장기, 뼈 등을 더 이상 압박하지 않기 때문에 다양한 증상으로 인해 나타나는 통증이 2차적으로 줄어든다.

또 하이푸로 암세포를 태우면 열충격 단백질(HSP)이 생성돼 암세포에 대응할 수 있는 항원항체반응이 일어나고, 이로 인해 암으로부터 정상 조직을 보호하는 면역반응이 활성화된다. 하이푸 치료로 활성화된 면역세포는 암세포 주변을 건강한 환경으로 만들어주면서 몸 전체의 면역을 개선시켜 통증에 대한 대응력을 강화시킨다.

누워 있는 것조차 힘들다는 췌장암 간 전이 환자에게 항암 치료와 함께 하이푸 시술을 병행했다. 암세포는 성장하고 진화하면서 점차 암세포 핵을 둘러싼 섬유질 조직이 굳어진다. 꽁꽁 싸인 암 조직에는 아무리 효과 좋은 항암제를 투여해도 암세포 핵까지 약이 도달하지 못해 효과가 없지만, 하이푸 시술을 하면 고온의 열을 통해 단단해진 암 조직에 균열이 일어나기 때문에 갈라진 틈 사이로 항암제가 침투해 치료 후 세포핵까지 잘 머무를 수 있다.

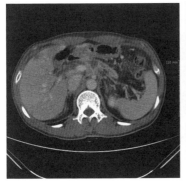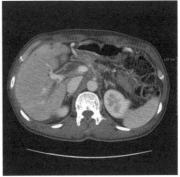

왼쪽부터 췌장암 간 전이 환자의 시술 전 CT, 오른쪽은 하이푸 시술 후 6개월 경과된 CT

두 달이 지나 CT 촬영을 해보니 열에 약한 암세포들이 절반 이상 줄어들어 있었다. 6개월 후에도 살펴봤는데 암세포가 조금씩 조금씩 줄어들고 있었다.

하이푸 치료 후 환자의 보호자에게 고맙다는 전화를 받는 경우가 참 많다. 췌장암의 진단은 사망선고와 같다고 말하는 사람도 있을 만큼 췌장암은 현존하는 암 중에서도 가장 생존율이 낮고 독하기로 유명하다. 수술을 할 수 있는 경우에는 5년 생존율 15~20%, 3기로 수술을 못하고 항암만 할 경우 평균 10~12개월을 살고, 전이가 된 4기에는 항암을 해도 6개월을 넘기는 경우가 드물다.

암이 진행되면서 등, 어깨, 복부 통증 등으로 환자는 많이 아파하고 그걸 보면서 환자의 가족들은 더 힘들어한다. 잠시라도 편하게 잠을 자고 남은 삶 동안 일상생활을 평온하게 보내고 싶은 마음이 간절하다. 그렇기 때문에 췌장암이라면 특히 더 치료의 목표를 통증관리에 무게를 실어야 한다.

지금의 병원을 개원하기 전 강남베드로병원에서 하이푸를 처음 도입해서 시술 사례가 늘어갈 무렵부터 나는 췌장암 환자의 통증 완화 효과를 주목하곤 했다. 하이푸 시술을 받고 나면 일상생활을 잘 할 수 있어서 어느 환자는 딸들과 가족여행을 하기도 했다. 여행 다녀온 지 며칠을 주무시다가 편히 가셨다면서 장례를 마친 딸들이 감사 인사를 전해온 적이 있다.

"완치가 안 된다고요?"
_ 간암 4기

　엄마가 B형 간염이면 아기가 태어날 때 산도를 통해서 나오면서 흡입을 통해 B형 간염이 전염될 수 있다. 그런 이유에서 지금은 예방접종을 맞히는 모자보건 정책이 잘 되어 있다. 산부인과에서 아기가 태어나면 의무적으로 B형 간염 예방접종 주사를 맞는다. 이전에 그렇지 못했던 시대에 태어난 지금의 40, 50대들에게 간 질환 발병이 많은 것은 아마도 그런 영향이 있지 않나 생각한다. 시골에서 태어난 나의 사촌도 간경화로 고생하고 있다.

　젊은 나이에 일찍 암이 발견됐다 싶으면 30, 40대의 간암 환자인 경우가 꽤 있다. 40대의 간암 환자들 얘기를 들어보면 엄마가 간염이어서 모자(母子)간 수직 전파로 몸 상태가 영향을 받은 경우가 많다. 이미 B형 간염이 걸렸다든지 간이 나빠서 관리가 필요한 상태였다가 간암이 되는 경우가 많은 것이다. 간염을 오래 앓으면 간경화 상태가 되기 때문에 간경화와 간암이 함께 오는 경우도 흔하다.

사실 암이 우리 몸에 여기저기 퍼져 있다 해도 그것 때문에 갑자기 죽는 것은 아니다. 암으로 인해 중요한 장기가 기능을 못할 때 생명에 위협이 되는 것이다. 간암 환자의 이슈는 간 기능이 얼마나 버텨주는가, 하는 것이다. 따라서 간경화가 심하면 여러모로 불리하다.

"암에 걸렸다"고 하면 주변의 많은 사람들이 이게 좋다더라, 저게 좋다더라며 정보를 준다. 환자 중에 간경화와 간암 상태에서 약용식물이나 한약을 잘못 먹고 온 환자들이 가끔 있었다. 전혀 간 기능을 하지 못하는 간부전 상태에 빠진 경우였다. 생약 성분인 한약은 주의하지 않으면 간과 콩팥에 독성으로 작용하는 경우가 있다. 간이 멀쩡한 사람도 한약을 먹고 나서 '생약유발간염(herbal hepatitis)'이라는 진단을 받는 경우가 있기 때문에 간염이나 간암 환자라면 특히 조심해야 한다.

생약유발간염은 1990년대부터 대두된 이슈다. 이 무렵부터 대체의학이 활성화되면서 약초가 많이 쓰이다 보니 그로 인한 부작용으로 간이 나빠진 환자가 생겨났다. 그리고 이에 대한 연구 논문이 나오기 시작한 것이다.

간암이란 간세포에서 나타난 악성종양으로, 뇌 질환 다음으로 높은 사망률을 보이는 무서운 질환이다. 전 세계적으로 아주 흔하게 나타나는 암 중 하나로 B형 간염, C형 간염 같은 만성 간질환 때문에 생기는 경우가 대부분이다. B형 간염 바이러스 보균자(우리나라 인구의 5~8%)는 비보균자에 비해 간암 발생률이 100배에 이르는 것으로 보고되어 있어서 관리가 필요하다. 한국인 40, 50대의 최고 사망률 1위인 간암은 70%가 B형 간염이 원인이라고 한다.

간암의 치료는 수술적인 치료와 비수술적인 치료로 나눌 수 있다. 가장 효과적인 치료법은 절개를 하는 수술이라고 봐도 무방하다. 간암의 위치와 크기에 따라 간 절제 범위를 결정하고, 수술 전에 혈액검사를 통해서 간 절제 이후 간이 어느 정도 기능할 것인지를 테스트해 본다. 간은 재생능력이 뛰어나기 때문에 20~30%만 남아 있어도 제 기능을 할 수 있다. 그러나 문제는 모든 환자가 간 절제 수술을 받을 수 있는 것은 아니라는 것이다. 수술이 가능한 간암 환자는 전체의 20% 정도에 불과하다.

간 상태가 좋지 않은 경우에는 간 절제 수술은 피하고 비수술적 방법으로 치료해야 한다. 비수술적 치료법으로는 항암 치료, 고주파 열 치료, 색전술 등이었는데 종양 세포의 증식을 억제하는 방법이다. 이것도 힘든 경우에는 간 이식 수술을 고려하기도 한다.

또 다른 비수술적 치료법으로는 하이푸 치료가 있다. 쉽게 말하면 고강도의 초음파를 집중시켜 간암의 조직을 괴사시키는 시술이다. 절개하지 않기 때문에 출혈도 없고 방사선과도 관련이 없어서 몸에 부담이 없기 때문에 수술이 불가능한 환자의 경우 고려 대상이 된다. 특히 간경화 상태가 심해서 다른 치료법을 몸이 견딜 수 없는 경우에 적절한 시술법이다.

간암 4기로 전이가 너무 커진 상태에서 내원했던 70대의 남성 환자가 있었다. 이직은 환자가 정정해 보였는데 오른쪽 윗배와 어깨가 너무 아프다며 통증을 호소했다.

암 환자의 생존율을 말할 때 다른 암의 경우에는 1기, 2기, 3기, 4기로 단계를 나누어 생존율을 말하기도 하지만, 간암의 경우에는 예후를 판단하기가 어려워서 그런 방식으로는 가늠이 되지 않는 경우가 많다. 종양이 작고 초기에 발견했을 경우에는 5년 생존율이 높지만(간암 1기 80%, 간암 2기 50%), 세포가 많이 커지고 전이가 된 상태인 데다가 간 기능이 많이 떨어졌다면 생존율은 급격히 하락한다(간암 3기 20%, 간암 4기 5%).

간암 4기라면 면역력과 간 기능이 약해질 대로 약해진 상황이기 때문에 수술과 항암 치료는 밑 빠진 독에 물 붓기가 될 수 있다. 말기암 환자에게는 체력을 해치지 않는 비수술적 치료(상해를 입히지 않는 비침습적 치료)를 권하고 있는데, 이 환자에게는 하이푸 시술을 시행했다.

환자는 시술 다음날부터 더 이상 아프지 않다며 편안해했다. 통증 치료에 탁월한 효과를 보인 것이다. 그런데 사실은 이때부터가 중요하다. 환자들은 아프지 않으면 다 나았다고 생각하는 경향이 있는데, 암이란 질병에는 완치가 없다. 정상인들도 하루에 3천

~5천 개씩 암세포가 생긴다. 다만 면역체계가 작동하고 있기 때문에 암이 발병하지 않고 있는 것뿐이다. 치료 후 5년 동안 전이와 재발을 안 하면 '완치'라고 말하기도 하지만, 여기에는 말이 만들어낸 환상과 함정이 있다. 3개월마다 혈액검사를 했는데 5년 후에 별 문제가 없으면 5개월마다 혈액검사를 하는 것으로 늘린다든지, 5년 후부터는 보험료 등이 다르게 적용된다든지 하는 행정상의 필요나 통계적 수치를 위해 만들어낸 말이라고 봐도 무방하다.

간염만 보더라도 바이러스를 완전히 몰아낼 수는 없다. B형 간염을 앓았던 병력이 있다면 몸에 B형 바이러스를 가지고 있는 채 살아가는 것이다. 에이즈가 정복된 것도 마찬가지 이치다. 항바이러스제를 쓰더라도 증상을 억제한 상태에서 건강하게 오래 생활할 수 있도록 도움을 받으며 사는 것이 치료의 목표가 된다.

우리 병원에 오는 암 환자들은 4기 환자들이 많다. 전이 등으로 진행이 많이 된 환자들이 상당수를 차지한다. 예전에는 4기 암 환자들에게 하이푸 치료를 적용하는 것에 대해 회의적으로 생각했던 적도 있는데, 통증치료에 워낙 탁월한 효과를 보이기 때문에 지금은 생각이 확 바뀌었다. 게다가 임상 사례가 쌓이면서 나에게 통증을 확실히 잡는 노하우까지 생겨난 것 같다.

말기암 환자에게 통증 완화는 치료의 시작이자 희망의 싹이라고 할 수 있다. 통증이 잡히면 일상생활이 편안해지기 때문에 삶의 질을 획기적으로 높여줄 수 있다. '완치만이 치료의 전부가 될 수는 없다. 통증 완화도 치료의 목표가 될 수 있다.' 그렇게 생각이 바뀐 후부터 4기 암 환자들에게 '통증 완화'라는 치료 목표를 세우고 적극적으로 도와주게 되었다. 통증을 없애기 위해 암 환자들은 신경차단술까지도 고려하는데, 우리 병원의 경우 하이푸 치료를 하면 통증이 없어질 가능성이 90%가 넘기 때문에 고려를 안 할 수가 없다.

얼마 전에도 기억에 남는 환자가 있었다. 40대 중반의 대장암 간전이 환자인데 2년 전 대장암 수술을 진행했지만 간으로 전이가 됐다고 했다. 간암 치료로 항암 치료를 받고 있던 환자는 항암제에 내성이 생겨 통증이 더욱 악화되었고, 일상생활을 할 수 없을 정도로 상태가 나빠졌다. 대학병원에서 기대여명이 3개월 남았다는 선고를 받았다며 환자의 오빠가 먼저 찾아와 "통증만이라도 없애 달라"고 했다.

나는 당시 동맥내 항암 치료와 하이푸를 병행해 통증 잡는 노하우가 쌓여 있었던 터라 100%는 아니지만 상당수 확률로 통증을 없애줄 수 있다고 말해주었다. 하이푸 시술 전에 휠체어를 타고 왔던 환자는 다음 날 걸어서 집으로 귀가했다.

"선근증이라는데 임신할 수 있을까요?"
_ 자궁선근증

자궁근종은 자궁 내 근육에 생기는 양성 종양이지만, 자궁선근증은 종양이라기보다는 자궁 내막에 있어야 할 조직이 알 수 없는 이유로 근육 쪽으로 파고들어가서 여러 가지 증세를 일으키는 질병이다. 자궁 내막은 생리 주기에 따라 증식하고 생리혈과 더불어 벗겨져 나가 얇아지는 식의 주기를 반복하는 곳인데, 간혹 내막 세포가 제자리를 벗어나 자궁 근육층에 침투해서 증식하는 경우가 있다. 이것이 선근증이다.

자궁선근증의 통계를 내기란 좀처럼 어려운 일이지만 추측해 보기로는 자궁선근증을 갖고 있는 환자 중에 40% 정도는 증세가 없는 것으로 보고 있다. 환자마다 증세는 천차만별인데 증세가 있는 환자의 경우는 심한 생리통, 생리과다, 빈혈, 골반통, 성교통, 무기력, 빈뇨 등의 증세가 나타난다.

어느 날 30대 초반의 여성 환자가 내원했다. 환자는 통증을 호소하고 있었고 인공수정 실패 경험도 일곱 차례나 있었다. 자궁선근증인 환자의 자궁 상태는 임신 5개월과 맞먹을 정도로 커져 있었다. 자궁선근증은 한 마디로 부어 있는 상태이기 때문에 아기가 생기기도 어렵지만, 착상이 되어도 유지가 힘들어 쉽게 유산된다.

이 환자와 상담하면서 비수술적 요법으로 치료 계획을 설명했다. "완벽하게 재발이 안 될 것을 목표로 치료한다면 임신이 안 될 겁니다. 그렇게 하면 너무 많은 조직을 없애야 하기 때문입니다. 근종과는 달리 어떤 경계가 있는 것이 아니라 부은 것이라서, 하이푸 시술에 들어가면 아마도 3개월 후 정도면 임신이 가능할 겁니다. 우선 출산을 하고 나서 나중에 하이푸 시술을 한 번 더 해야 할 수도 있습니다."

이분은 실제로 하이푸 시술을 하고 나서 3개월 후 임신을 했고 무사히 출산을 했다. 모유 수유는 좀 길게 했는데, 모유 수유하는 동안은 별다른 증세를 느끼지 못하고 편안하게 보낼 수 있었다. 모유 수유 기간 동안에는 에스트로겐 밸런스가 유지되어 보호 효과가 있기 때문이다. 그런데 모유를 끊고 나자 선근증이 다시 커져서 재발을 했다.

다시 내원한 환자에게 하이푸 시술을 한 번 더 실시했다. 선근증은 자궁이 붓고 피나고 아픈 병으로, 근종과는 다르게 병변의 경계가 명확하지 않다. 근종은 껍질을 가지고 있는 혹이기 때문에 경계가 명확한 반면, 선근증은 의사가 임의로 치료 범위를 정해야 한다. 임신 계획이 있을 때는 정상 근육층과 자궁 내막층에 거리를 조금 두고 치료해야 한다. 아이를 낳고 난 뒤에 다시 재발 가능성을 없애기 위해 자궁 내막과 바짝 붙여서 치료한다. 임신이 어려운 가임기의 환자를 치료한 모범 케이스였다.

자궁선근증은 에스트로겐 레벨이 높은 30대 여성에게 발병률이 높은데, 예전에는 자궁선근증을 치료하기가 어려워서 진통제를 쓴다든지 호르몬이나 피임제로 버티는 방식이었다. 그러나 결국엔 자궁 적출을 권유받곤 했다. 최근에는 고강도 초음파로 원하는 부위를 정밀하게 태울 수 있는 하이푸 시술로 자궁을 보존하면서도 증세를 호전시킨 치료 사례가 많이 보고되고 있다.

절개는 전신마취와 출혈이 동반되기 때문에 그 점을 피하고 싶은 환자에게 하이푸는 좋은 방법이다. 때로는 복강경으로 자궁을 남기고 치료하는 방법을 쓰기도 하는데, 문제는 재발할 가능성도 상당히 크다는 것이다. 그때마다 개복 수술을 할 수는 없기 때문에 부담이 될 수밖에 없다.

자궁선근증은 증세가 있는 환자의 경우에는 생리 때마다 응급실에 갈 정도로 아픈 사람도 있다. 출혈이 엄청 많다 보니 수혈을 해야 할 정도인 경우도 있다. 심한 생리통, 빈혈을 동반한 생리혈 과다, 허리 통증과 빈뇨 문제로 내원했던 40세 환자가 있었다. 전에 다니던 산부인과에서는 자궁 적출 수술을 권유받았다고 하는

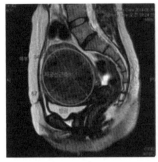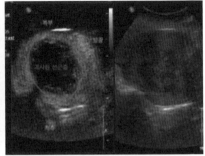

왼쪽은 자궁선근증이 꽉 차 있는 모습, 오른쪽은 하이푸 시술 후 선근증이 괴사된 모습이다.

데, 환자의 어머니가 자궁 적출 수술 후 후유증을 겪는 것을 보았던 터라 비수술적 치료를 하고 싶어서 찾아온 것이었다.

내원했을 당시 MRI 촬영 영상에서 자궁선근증이 골반을 가득 채우고 있어서 척추와 방광을 압박하고 있었는데, 하이푸 시술 후 거의 모든 선근증이 괴사된 것을 확인했다. 치료 후 3개월이 지나자 통증이 거의 사라졌으며 진통제가 없어도 생리 기간을 보낼 수 있다며 만족해하고 있다.

"굳이 힘든 항암을 해야 하나요?"
_ 담도암 간 전이

　소화에 필요한 효소인 담즙(쓸개즙)은 사실 담낭(쓸개)에서 만드는 것이 아니라 간에서 만들어낸다. 담낭은 간에서 분비된 담즙을 농축해서 보관하고 있다가, 위에서 음식물을 죽과 같은 상태로 만들어 십이지장으로 보낼 때에 맞춰 담즙을 십이지장으로 보내 소화·흡수를 촉진시킨다. 담도는 간에서 담즙을 만들어 담으로 보낼 때와 보관돼 있던 담즙을 십이지장으로 보낼 때 담즙이 운반되는 통로이다.

　담도암은 참 무서운 질환이다. 웬만해서는 수술이 가능한 경우도 없다. 혹시 수술을 할 수 있는 경우라 해도 재발이 많고, 항암제나 방사선 치료도 별 효과가 없다. 담도암 진단을 받고 수술을 못 한다는 얘기가 나왔다면 10개월을 못 넘길 거라고 예상할 정도다.

　담도암은 위치에 따라 간내 담도암과 간외 담도암으로 나눌 수 있다. 세포 모양으로는 두 가지에 큰 차이가 없지만 간내 담도암은 해부학적으로는 간암에 속한다.

담도암도 간암이나 췌장암과 마찬가지로 초기 증상이 거의 없어서 조기 발견이 매우 어려운 탓에, 이상 증상이 생겨서 병원을 찾았을 때는 이미 상당히 진행된 경우가 많다. 담도암 증상으로 대표적인 것으로 황달을 들 수 있는데, 종양이 담도에서 십이지장으로 이어지는 부분을 막아버리면 담즙의 흐름이 막혀서 황달이 생긴다. 몸이나 눈의 흰자위가 노랗게 되고 온몸이 가려우며 소변이 갈색으로 변했다면 담도암을 의심해 봄직하다.

황달은 담석이나 간염으로 인해 발생하기도 하는데, 담도나 담낭에 담석이 생기면 그 통증은 아기를 낳을 때의 산통에 버금갈 만큼 고통스럽다고 한다. 담즙에는 답즙산, 인지질, 콜레스테롤 성분이 포함되는데, 이들의 성분 비율이 맞지 않아 생기는 콜레스테롤 담석이 대표적인 담석이다.

이밖에 담도암 증상으로는 이유를 알 수 없는 복부나 허리 통증이 있으며, 체중 감소, 피로감, 식욕 부진, 오심, 구토 등이 나타나기도 한다. 간혹 십이지장이나 대장 폐색이 동반되기도 하는 담도암은 의사들 사이에서는 췌장암만큼이나 예후가 좋지 못한 독한 암으로 통한다. 근치적으로 수술을 할 수 있는 경우 5년 생존율이 20~40%, 수술을 할 수 없는 경우에는 5~8개월을 살 수 있다고 본다.

어느 날 40대 초반의 초등학교 선생님이 담도암(간내 담도암) 진단을 받고 내원했다. 미혼으로 보이는 여성분이었는데, 암이 생긴 위치가 수술을 못할 만큼 위험한 부위에 자리하고 있었다. 이런 경우에는 대학병원 교수도 데면데면하게 환자를 대한다. "이거 하고 저거 해서 질병을 잡읍시다"라는 식이 아니라 "아~" 정도의 반응이 나오게 마련이다. 실제로 담당교수도 말을 흐리더니 별말이 없더란다.

그래서 이 환자는 담도암에 대한 논문을 스스로 찾아보고 확인해 봤다고 하는데, 절망적인 이야기만 나오는 걸 본 것이다. 항암을 해도 잘 안 듣는다는 얘기가 많았던 것이다. '효과도 없다는데 내가 그렇게 힘든 항암을 해야 되나?' 하는 의구심이 들었던 환자는 비수술적 치료법을 찾아보다가 우리 병원에 내원했다.

이 환자를 위한 치료로 동맥내 항암 치료, 하이푸 시술, 면역항암제(키트루다) 치료를 시행했다. 암이 그렇게 많이 없어지진 않았지만, 처음보다 살짝 줄어든 상태로 6개월 후 점검했을 때까지 잘 살고 있는 것을 확인했다. 여전히 학교에서 직장생활도 하고 있고 아직까지 일상생활을 하는 데 별 문제는 없어 보인다.

담도암은 40~60세에, 남자보다 여자가 발암률이 높다. 담낭암은 60~80세의 여성에게서 주로 발병되는데, 60세 이후의 여성이 남성보다 발병률이 3~4배 높다. 여성이 남성보다 담도암과 담낭암의 발병률이 높은 것에 대해, 전문가들은 에스트로겐과 같은 호르몬 변화와 연관이 있는 것이 아닐까 생각하고 있다.

췌장암이나 담도암은 초기에는 증상이 나타나지 않기 때문에 정기검진을 정기적으로 받는 경우가 아니라면 조기 진단이 어렵다. 증상이 발현되어 담도암 진단을 받았다면 이미 전이되었을 가능성도 크기 때문에 조기 치료를 위해서라도 정기검진을 권장하고 싶다. 최근에 과잉 건강검진에 대한 말들이 많지만, 특히 흡연자라면 1년에 한 번은 꼭 정기검진을 받기 바란다.

"저는 암 치료보다 일상이 더 중요합니다"
_ 자궁암과 유방암

　여성에게만 발병하는 자궁암 중에 가장 흔한 경우는 자궁경부암이다. 약 90% 이상일 것으로 추정되는데, 근래에는 암으로 발전하기도 전에 절제, 소작술(레이저나 고주파로 염증 부위를 열로 지진다) 등으로 치료하기 때문에 자궁암 환자가 그리 많지 않다.

　그런데 기억에 남는 환자 중에 50대의 자궁내막암 환자가 있다. 대학병원에서 자궁내막암 수술에 관해 설명을 듣던 이분은 "저 수술 안 할래요"라고 선언해 버렸다. 자궁내막암 수술에서는 골반 내 림프절을 많이 걷어내곤 하는데, 그로 인해 합병증이 생기는 경우도 있다. 다리가 붓거나 신경 손상이 오는 등의 부작용이 올 수 있다는 이야기를 듣던 환자는 이렇게 이야기했다고 한다. "저는 사업을 하고 있고 스키가 취미인데, 이 두 가지를 할 수 없다면 제 인생은 의미가 없습니다."

대체의학 분야에서 여러 가지 치료법을 알아보던 환자는 여러 루트로 비수술적 치료를 찾아보다가 결국 나에게 찾아오게 되었다. 이분에게 동맥내 항암 치료와 하이푸를 병행해서 시술하자 육안으로 보이는 암 종양은 거의 사라졌다. 그래도 나는 대학병원에 가서 항암 치료를 받아보기를 권했으나, 스키를 너무나 좋아하는 이 환자는 자신의 인생에서 중요한 것이 너무나 뚜렷했기 때문이었는지 항암 치료는 끝까지 거부했다.

'수술은 절대 하지 않는다'는 원칙을 고집하고 있던 이 환자는 하이푸 덕분에 치료 후에도 뉴질랜드, 호주 등을 다니면서 여전히 스키 마니아 생활을 계속할 수 있었다. 재발의 위험을 안고 있기 때문에 자궁암의 경우에는 하이푸 시술만 하는 것이 권장할 만한 치료법이 아니었지만 이 환자의 경우에는 본인에게 만족스러운 최선의 치료법이 되었다.

또 다른 여성암으로 꼽을 수 있는 유방암은 내가 항암 치료를 권하는 몇 안 되는 질병 중 하나다. 우리 병원에서는 4기 유방암 환자가 아닌 이상은 웬만하면 유방암 환자는 돌려보내는 경우가 많다. 암도 암 나름이어서 유방암의 경우는 항암 치료가 효과를 잘 발휘하기 때문이다.

우리나라 국가암정보센터 통계를 보면 유방암 완치율(5년 생존률)은 림프절이나 주위 조직에 전이가 없는 경우 98.1%, 림프절

전이가 있는 경우 90.8%, 원격전이(4기)의 경우 37.3 %다.

40대 후반의 여성으로 반도체 업체에서 비정규직 노동자로 일하는 사람이 병원을 찾아왔다. 자녀들이 한창 학교 다닐 나이라면서 수술을 받기 위해 두 달 이상 휴직을 하면 회사에서 잘리고 말 거라며 하이푸 시술을 해달라는 것이었다. 하이푸 시술은 며칠만 휴가를 내면 회복 기간이 따로 필요하지 않기 때문이다. 환자의 사정을 감안해서 하이푸 시술로 암 종양을 괴사시키는 치료를 해주는 대신에 대학병원에서 방사선 치료와 항암 치료를 꼭 병행하겠다고 약속을 받아냈다. 1년 후 CT를 찍어봤을 때 암세포가 보이지 않았고, 괴사된 병변만 흔적이 남아 있는 상태였다. 완치라고도 부를 수 있는 상태였다.

당시에는 반도체 관련 공장에서 일하다 희귀병이나 암 진단을 받은 근로자에게 산업재해 판정이 내려지는 사건들이 있었다. 벤젠이나 납 노출로 인해 혈액암에 걸리거나, 환기 시설 미비 등으로 인해 유방암에 걸린 환자들이 사회적 이슈가 되고 있는 때였다.

이 환자 역시 반도체 회사에서 일하고 있었던 것이 암 발병의 원인이었을 가능성이 커서 재발 방지를 위해 다른 일을 구할 것을 권하고 싶었지만, 개인 신상에 관한 일이라 깊이 관여할 수는 없는 노릇이었다. 치료 결과는 좋았지만 아쉬움과 안타까움이 남았던 사례라 기억에 남는다.

요즘에는 유방암 환자들이 스스로 먼저 수술을 안 받겠다고 하는 경우가 많다. 한마디로 몸에 칼을 안 대겠다는 것이다. 여기에는 항암 치료에 대한 왜곡된 편견이 작용하는 경우가 많아서 늘 안타깝다. 췌장암이나 간암 환자의 경우에는 항암 치료 효과를 기대하기 힘들기 때문에 환자의 선택을 존중하지만, 유방암의 경우는 좀 다르다. 나의 경우에는 "몇 달만 고생하면 된다"고 말하는 편이다. 대학병원에서는 교수들이 5분 정도밖에 진료를 볼 수가 없기 때문에 환자들에게 자세한 설명을 해주지 못하는 실정이다. 아니면 진료실 밖으로 나와 간호사나 코디네이터라도 자세한 얘기를 해주면 좋으련만 그런 시스템은 마련되어 있지 않다. 이런 의료 환경에 있다 보면 환자들에게 이런 왜곡된 편견이 생기는 것도 무리는 아니다 싶다. 같은 의사로서 나도 책임을 통감한다.

환자들은 올바른 정보를 병원에서 듣는 것이 아니라 인터넷 카페 같은 곳에서 따로 찾아볼 수밖에 없다. "인터넷 카페 들어가 보니까 유방암은 다 전이되고 재발돼서 항암이나 수술이 필요없다고 하던데요"라는 환자들이 종종 있다. 그런데 완치된 환자들은 그런 카페에 있을 리가 없다. 전이되고 재발된 환자들만 카페에 모여 있기 십상이니 정보는 왜곡되고 편중되는 것이 당연하다. 그러다 보니 상당수의 환자들은 스스로 아무 치료도 받지 않거나, 대체의학이나 한의원을 찾아간다.

유방암이 18cm 정도까지 커져 있던 환자가 내원했다. 유방 피부로 암이 침범한 상태였고 상당히 컸다. 고름도 나오고 냄새도 나고

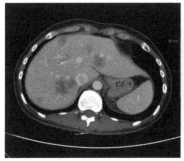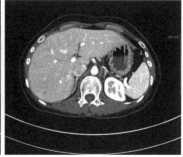

왼쪽은 유방암 간 전이 환자의 하이푸 시술 전 CT 사진, 오른쪽은 시술 후 2개월 경과된 모습이다.

출혈까지 많다 보니 헤모글로빈 수치가 6까지 떨어져 있을 정도로 빈혈이 있었다. 옆으로 누워도 똑바로 누워도 아파서 잠을 못 자고 있다고 하소연했다. 정밀검사 결과를 살펴보니 간, 림프절, 뼈 등으로 다발성 전이가 되어 있는 상태였다.

다른 것보다 우선 잠을 자야 하고 출혈을 잡아야 했다. 유방으로 가는 혈관들 중 암으로 가는 동맥을 찾아내서 동맥내 항암 치료와 색전술을 시행했다. 색전술이란 막는다는 뜻인데 그렇게 출혈을 막은 후에는 고강도 집속 초음파인 하이푸를 시행했다. 수술 후 경과를 보니 흐물흐물하던 암 덩어리들이 우두두 떨어지는 것이 보였고, 얇게 남아 있는 것 외에 나머지는 사라진 것을 확인했다.

"두 달 만에 처음으로 깨지 않고 푹 잤어요."라고 말하는 환자는 기분이 좋아 보였다. 시술 이후 출혈이 없어지고 잠을 잘 자니까 혈색까지 돌아오고 컨디션도 좋아지고 있었다.

이후 환자와 상담하면서 상태를 설명해 주고 항암 치료를 권했다. 하지만 그 환자는 자연치유만 고집하다가 결국엔 암 종양이 다시 커진 상태로 내원했다. 두 달 만이었다.

"다시 한 번 치료 후 급성기 치료는 끝났으니까 이제는 항암을 해야 합니다"라고 쫓아보내다시피 했다. 들려오는 소식으로는 항암 치료를 받고 있지만 너무 늦게 와서 항암제가 안 듣고 있다고 한다. 하이푸 치료 후 잠도 잘 자고 편안해지다 보니 환자의 만족도는 컸지만, 사후 관리에 신경 쓰지 않으면 이후의 상황은 누구도 장담할 수 없다.

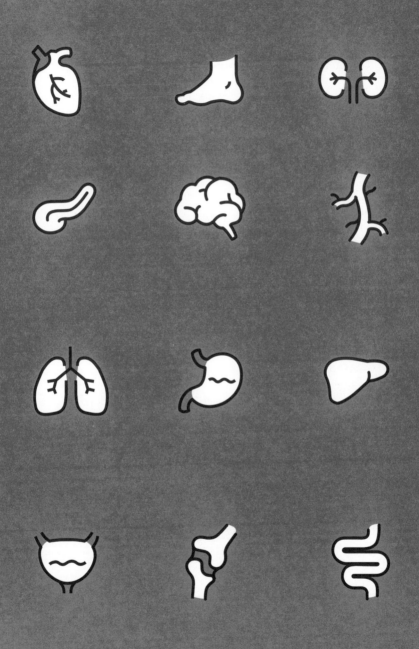

CHAPTER 2

비수술적 치료가 삶의 질을 높인다

출혈과 흉터를
피하고 싶은 사람들을 위해

비수술적 치료는 의학 기술의 발달과 함께 찾아온 트렌드다. 영상 기술과 진단 기술이 발달하기 전, 외과 의사들은 크게 절개하고 넓게 보면서 수술을 하는 것이 기본이었다(Big surgery, Big incision). 수술을 할 때는 구멍을 작게 내서 좁은 범위에서 수술 도구를 움직이는 것이 오히려 합병증을 유발할 확률이 더 높았다. 크게 시야를 확보해야 몸 상태를 제대로 보고 판단할 수 있었고 의사가 수술하기에도 좋은 데다가 치료 효과도 좋았다.

그런데 의료 기술이 점점 발달하면서 사람들은 이제 수술 후 트라우마를 최소화하는 것에 관심을 가지게 됐다. 여기서 트라우마는 심리적 외상을 말하는 것이 아니라, 절개했을 때 조직 손상이 오는 것을 말한다. 수술을 위해 칼을 대면 몸에 흉터가 생긴다. 이 흉터는 바깥 쪽에만 생기는 것이 아니라 안에도 두툼하게 '유착'이라는 흉

터가 생긴다. 이게 심하면 장이 꼬일 정도가 되는데 그 과정에서 장
이 막힐 위험성도 있다.

최근에는 검사나 치료에서 '비침습적 방법'이라는 말도 자주 들
을 수 있는데, '침습, 미세침습, 비침습'은 신체에 트라우마를 얼마
나 남기는지에 따른 분류다. '비수술적 요법'이란 말도 마찬가지
로 이해하면 된다. 외과적 수술은 크게 절개하는 개복 수술에서 조
금 절개하는 방법이 발달했다가 점차 칼을 대지 않는 방향으로 발
달해 가고 있는 흐름이다.

조금만 절개하고도 수술이 가능하다

외과적 수술에 가장 큰 변화가 일어난 것은 1980년대였다. '복강
경'이라는 것이 처음 등장해서 크게 절개하지 않고 작은 구멍만 내
고도 몸 상태를 살펴보면서 수술이 가능해졌다. 우리나라에서는 중
앙대학교 김상중 교수가 아시아 최초로 복강경 수술에 성공했고
그 이후로 활발해졌다.

내가 레지던트 2년차였을 때 학회에서는 '암을 복강경으로 수술
했을 때 개복 수술에 비해 문제 없이 잘 될 수가 있을까' 하는 것이
이슈였다. 과연 개복수술에 버금갈 정도로 암을 완전히 제거할 수
있을지, 좁은 포트를 통해 암 조직을 꺼내다 포트 뚫은 복벽에 암이
전이되지 않을지 등에 대해 갑론을박이 있었다. 그런데 레지던트
4년차 때 학회에 갔더니 2년 만이었는데도 그 문제에 대한 논란이

아예 사라졌다. 이미 암 수술에는 무조건 복강경 수술이라는 것이 전제된 채 이야기되고 있었다.

복강경은 복강과 복강 안의 장기를 진찰하고 치료하기 위한 내시경을 말한다. 전신마취 후 시술되며, 복부 측면에 작은 구멍을 내고 바늘을 삽입하여 이산화탄소를 넣어 부풀어 오르게 한 뒤 복강 내부를 바라보면서 검사, 수술, 조직 채취를 하는 것이다. 이때 이산화탄소를 주입하는 것은 시야를 확보하고 수술 기구를 넣어 조치를 하기 위해서다. 주입된 이산화탄소는 복강 내 기관들을 복벽에서 멀어지게 하여 복강경(내시경)이 복강 내로 들어갈 때 기관들이 상하지 않게 한다.

1984년 처음으로 복강경으로 인한 담낭절제술이 있었는데, 1987년에는 비디오복강경으로 인한 담낭절제술이 시행됐다. 1990년대 이후부터 지금까지는 복강경을 이용해 충수, 비장, 결장, 위, 콩팥, 간 등 복강 내 모든 장기에 수술이 시도되고 있다. 특히 복부초음파검사나 혈액검사로는 진단이 쉽지 않은 간염과 간경변 진단을 할 때 도움이 된다. 이밖에 결핵성 복막염, 전이성 암 진단에도 유용하다.

복강경은 미세침습이라고 할 수 있는데, 의학 기술이 발달하면서 흉터를 거의 남기지 않는 비침습적 치료는 점점 대세로 바뀌고 있는 양상이다.

물론 복강경도 역시 100% 안전하다고 할 수는 없다. 내가 레지던트 4년차 때쯤 들었던 수술 사례가 있다. 복강경은 카메라가 들어 있는 포트를 꽂아야 하는데, 수술을 집도하는 전문의가 배꼽 주위 절개 부분을 통해 뾰족한 기구를 넣다가 순간 손이 미끄러지면서 포트에서 피가 퍽 치솟아 나오기 시작했다는 것이다. 순간 결단력이 빨랐던 그 의사는 바로 개복을 결정했는데, 상황을 보니 포트 끝에 있던 수술 도구가 장골동맥을 찢어놓은 것이었다. 맹장수술을 받으러 온 10대 소녀가 자칫 죽을 뻔했던 사례다. 순간 출혈량이 엄청났는데 이처럼 복강경으로 시작해서 개복 수술로 전환되는 경우가 있다.

수술이 사망 위험 제로는 아니다

의학 기술이 발달한 현대에도 논란이 될 만한 사고가 발생한다. 세상을 떠들썩하게 했던 사건을 예로 들자면 2011년 노태우 전 대통령의 흉부 우측 기관지에서 부러진 침이 발견된 사건이 있다. 심한 기침 증세로 입원했던 노 전 대통령은 침 제거 수술을 받은 후 퇴원했다고 전해진다. 조금 더 유명한 사건을 들자면 2014년 가수 신해철의 사망이다. 당시 장 협착증 수술을 받았던 신해철은 수술 후 통증을 호소했으나 수술 후 일반적으로 발생하는 현상이라는 이유로 후속조치를 받지 못했고 일주일 뒤 사망해 의료과실 논란이 불거졌던 사건이다.

이런 사고는 국내에서만 벌어지는 일은 아니다. 구글X의 신규사

업개발 총책임자(CBO)인 모 가댓은 『행복을 풀다』라는 책에서 아들 알리를 의료사고로 잃었을 때의 상황을 이렇게 이야기한다.

"알리는 수술대에 누웠고, 수술하는 동안 배 속을 팽창시켜 공간을 확보할 목적으로 이산화탄소를 불어넣는 주사기가 삽입됐다. 하지만 주삿바늘이 약간 옆으로 밀려나며 알리의 넙다리동맥에 구멍을 내고 말았다. 넙다리동맥은 심장에서부터 피를 운반하는 주된 혈관 중 하나다. 따라서 상황이 급속히 악화됐다. 소중한 시간이 지나간 후에야 그런 엄청난 실수가 있었다는 걸 깨닫기도 했지만, 그후에 잇달아 발생한 일련의 실수들이 치명적인 결과로 이어졌다. 수술대에 누운 지 몇 시간 만에 내 사랑하는 아들은 하늘나라로 떠나고 말았다."

내가 군의관으로 복무하던 시절에 이와 같은 상황에 대한 이야기를 들은 적이 있다. 당시에 나는 충남 태안이라는 곳에서 복무하고 있었는데, 만나는 사람마다 특정 병원에 대한 이야기를 하며 욕을 하곤 했다. 시골에서는 소문이 더 잘 퍼지는 경향이 있어서 더 심한 듯했다. 이야기를 들어보니, 23세 여성이 맹장수술을 받는 중이었는데 복강경 수술 도중 수술 도구가 미끄러져서 대동맥을 건드려 사망했다는 것이다.

사실 조금만 관심을 가지고 눈여겨 살펴보면, 신문기사에서 1년에 한 번 정도는 자궁근종 환자가 복강경 수술을 받다가 사망했다는 사건을 접할 수 있다. 워낙 드문 일이기 때문에 신문에 실릴 정도라고 말할 수 있다. 여름휴가철에 교통사고로 사망하는 사람이 하루 평균 10명이 넘는다는 걸 감안하면, 수술이 그보다 위험한 건 아니다. 차를 타고 거리를 다니는 것보다 수술이 안전하긴 하다.

자궁근종 수술을 비롯해 수술을 받다 사망하는 대부분의 경우 원인은 과다출혈이다. 정말 운이 없어서 그렇게 되는 것이라고 해도 환자들 입장에서는 그런 위험성에 대해 걱정이 될 수밖에 없을 것이다. 또 수술이 잘 됐다 하더라도 절개로 인해 몸에 남는 외상에 대해서는 미용적으로도 신경이 쓰일 것이다.

유효성과 안전성에 의문이 많은 로봇 수술

요즘에는 환자들이 로봇 수술을 소개하는 말도 많이 들을 것이다. 로봇 수술은 1980년대 미국 나사(NASA)에서 처음 연구하기 시작한 방법이다. 달에 기지를 설치하고 혹시라도 수술 받을 상황이 생겼을 때 지구에서 모니터를 보면서 도킹(docking)만 하면 로봇 팔이 수술을 할 수 있도록 개발된 것이다. 과정은 복강경과 비슷하다.

복강경 수술을 할 때는 레지던트들이 내시경 카메라를 손에 쥐고 있는 상태에서 전문의가 수술을 집도한다. 그런데 레지던트들은 생활이 힘들고 과로하다 보니 조는 경우가 많은데 카메라가 흔들리면 수술 집도의는 멀미가 나고 집중을 할 수가 없다. 이것을 로봇이 들고 있다고 생각하면 이해하기 쉽다. 안전성을 높여준 것이다. 또 복강경 팔을 회전하면서 수술 조작을 하는데, 복강 내부로 삽입할 때 사람은 회전시키는 데 한계가 있는 반면 로봇은 360도 회전이 가능하다는 점도 다르다. 단점이 있다면 '터치 센스'라고 해서 닿는 느낌을 느끼지 못한다는 것이다. 로봇팔에 도킹해 놓은 상태에서 마우스로 하는 것이기 때문인데 그런 면에서 보면 또 안전성이 떨어진다고 할 수 있다.

새로운 수술법이나 시술법이 나왔을 때 우리는 유효성과 안전성을 따진다. 로봇 수술은 실용화된 지 10년 정도가 지났는데 유효성이 복강경보다 높다고 할 수는 없는 상태다. 새로운 신기술이 나왔는데 효과는 이전과 비슷해서 특별할 게 없으니 더 비싼 돈을 들여서 로봇 수술을 받을 필요가 있겠냐고 비판을 받고 있는 상태다.

현재 다빈치라는 회사가 로봇팔을 독점 공급하고 있는데, 몇 회쓰고 나면 자동으로 잠기기 때문에 새것으로 교체해야 한다. 고가수술인 다빈치 로봇 수술을 건강보험 급여 항목으로 적용시켜 준다고 해서 최근 이슈화가 되었다. 보험 급여라는 것은 국가가 일부 금액을 보조해 준다는 것인데, 기존의 저렴한 치료에 비해 더 비싸면서 결과는 나을 것 없는 치료법에도 보험 급여를 적용한다면 재정 낭비가 아닌가 하는 비판이 일고 있는 것이다.

의사의 손떨림을 보정하는 등 어디까지나 의사가 더 편하게 수술할 수 있게 돕는 보조 수단이라는 것이 로봇 수술에 대한 나의 개인적인 의견이다. 고가이기 때문에 저소득 계층은 어차피 로봇

수술을 선택할 가능성이 낮다. 이것은 '사회보험의 최소 급여 원칙'
에도 위배된다는 비판이 나오고 있다.

수술하지 않고 디스크를 치료한다

사람들이 비수술적 요법에 관심을 두고 정보를 찾아보는 것은
개복 수술이 남기는 신체적 트라우마를 염려하는 마음이 크기 때
문일 것이다. 그런데 우리나라에서 비수술적 요법이 가장 먼저, 가
장 많이 도입되었던 곳은 척추질환 쪽이다.

내가 수련의 과정을 마칠 무렵 미국에서 라츠(Racz, 경막외 신경성형
술)라는 비수술 치료법이 개발되었는데, 그것을 센세이션하게 도
입해 온 사람이 고도일병원의 고도일 원장이었다. 척추질환 부문
에서 비수술 요법이라는 것에 사람들이 관심을 갖도록 계기를 만
들어준 사람인 것이다. 그는 『허리병 수술 없이 잡는다』라는 책에
서 수술은 가장 빠른 치료법이 될 수 있지만 디스크 환자 중 진짜
수술이 필요한 경우는 전체의 10%에 지나지 않는다고 설파하기도
했다. 내가 강남베드로병원에서 전문의로 근무할 때도 디스크 환자
를 본 적이 많다. 척추와 관련해서 디스크 수술을 한 경우와 안 한
경우를 비교해 봤을 때, 디스크 수술을 한 사람이 안 한 사람과 결
국엔 같아지는 경향이 있었다.

서울대학교 의과대학 재활의학교실 정선근 교수가 쓴 『백년 허
리』에서는, 환자들 스스로 충분히 생각하고 의사에게 질문할 시간

을 원천적으로 봉쇄하는 우리나라 외래 진료 시스템에 대해 지적한다. "탈출된 디스크를 가만히 두면 어떻게 되나요?"라는 질문을 아예 할 수가 없다는 것이다. 도쿄대 의대 정형외과의 고모리 히로미치 박사의 1996년 발표 연구를 보면 '탈출된 디스크는 수술로 제거해야만 없어진다'는 정설은 뒤집힌다. 디스크 탈출증으로 좌골 신경통을 앓는 환자 77명을 대상으로 통증 발생 직후 평균 1.8개월 이내 MRI 촬영을 한 결과가 공개되었다. 77명 중 49명(63.7%)은 탈출된 디스크가 저절로 줄어들었다. 또 77명 중 10명(13%)은 탈출된 디스크가 흔적도 없이 사라졌다. 가장 놀라운 사실은 디스크 탈출의 정도가 심하면 심할수록 크기가 더 많이 줄어들었다는 것이다.

또 순천향대학교 의과대학 신경외과 이경석 교수가 2003년에 발표한 「디스크 내부손상(IDD)에 대한 진단 기준 믿을 만한가?」라는 논문은 주목할 만하다. 디스크성 통증으로 진단받고 디스크를 제거하고 인공 디스크를 삽입하는 수술을 받은 사람도 몇 달 동안만 괜찮았다가 다시 허리 통증이 재발되고 악화되는 사례가 많자, 그는 의문을 제기한다. 일련의 상황들을 지켜본 후 논문 말미에 그는 "디스크 내부 손상, IDD라는 용어는 검증되지 않은 수술이나 시술을 하기 위해 의사들이 만들어낸 병이다"라고 일갈한다. 이것은 영국 신경외과학회가 일리 있는 주장으로 보고 자신들의 학술지 《영국 신경외과학회지》에 게재하기도 했다.

이런 상황들을 살펴봤을 때 허리 통증을 앓는 척추질환 환자들에게 비수술적 요법이 환영을 받고 빠르게 확산된 것은 어쩌면 당연한 결과인지도 모른다.

출혈과 절개가 없는 종양외과의 비수술적 시술

비수술적 방법에 대해서는 이렇게 이해해 보자. 집에 고장 난 곳이 있을 때, 벽을 부수고 들어가서 고치고 나올 때 시멘트로 바르고 나오는 것과 창문으로 들어가서 창문을 열고 나오는 것 중에서 어떤 것이 무리가 없을까 상상해 보는 것이다.

최신 외과 수술 방식으로는 낫츠(NOTES)가 있는데, 복강경처럼 피부에 구멍을 뚫지 않고 내시경을 통해 입이나 질을 통해 기구를 넣어서 수술하는 방법이다. 낫츠가 소개될 당시 센세이션했던 담낭 절제 영상은 상당히 충격적이었다. 위 내시경을 통해 담낭을 잘라내고 위를 거쳐서 다시 입으로 꺼내는 식이었다. 기구 조작 범위에 한계가 있어서 제한적이라는 단점이 있고 아직은 기계들이 더 정교하게 발달돼야 하는 상태이지만, 시험적으로 진행된 수술에서는 성공 데이터가 많이 나오고 있다. 맹장수술을 할 때도 여성의 경우엔 질을 통해 자궁경부를 거쳐 맹장을 잘라낸 다음 질을 통해 다시 꺼내는 시도가 진행되고 있다.

낫츠는 환자의 신체에 절개창을 만들 필요가 없고, 수술하는 부위에 도달하기까지 조직을 박리하는 면적이 작아 회복도 빠르다. 그러나 이런 수술은 시야를 확보하기 어렵고 수술 난이도가 높다는 단점이 있다.

절개를 최소화하다가 비절개로 가는 의학적 흐름에 있는 최신 방법 중 하나로 하이푸(HIFU)가 있다. 비침습적 치료인 하이푸는 절개 없이 자궁근종부터 간암, 췌장암, 유방암까지 모든 종양에 적용할 수 있는 신기술이다. 볼록렌즈로 햇빛을 모으면 종이를 태울 수 있듯이 고강도 초음파를 한 곳에 초점을 모아 종양을 괴사시키는 방법이다.

나는 군 복무를 마치고 첫 직장이었던 강남베드로병원에서 하이푸를 처음 만났다. 당시에는 한국에 하이푸를 하는 의사가 없어서 중국의 충칭대학에서 교육 파견을 나오면 물어보고 공부하면서 시술을 시작했다. 운좋게도 충칭대학에서 파견 나온 조쿤 교수는 아주 탁월한 분이었고, 일본의 숨은 고수였던 오쿠노 선생과도 우연히 인연이 닿아 많이 배웠고 지금도 교류를 계속하고 있다.

당시에는 예상할 수 없었는데 지금 산부인과 개원가에는 하이푸 붐이 일고 있다. 자궁근종의 경우 하이푸가 안성맞춤의 시술법이다 보니, 출산 절벽의 시대에 분만이 줄어든 현실에서 새로운 돌파구로 하이푸를 적용하는 곳이 많아진 것으로 보인다.

폐경기 이후의 여성이 아닌 이상, 여성들에게 찢고 꿰매는 방법은 임신 계획이 있는 경우는 물론 더 이상 임신 계획이 없는 여성 입장에서도 꺼려지게 마련이다. 게다가 대학병원에서 자궁 적출을 하라는 얘기를 듣고 나면 지푸라기라도 잡고 싶은 심정이 되는데,

크기나 위치가 좋지 않은 자궁근종 환자라면 이것이 난임의 원인이 되기도 하기 때문이다. 비록 임신 계획이 없더라도 신체 기관 하나를 모두 드러낸다는 것이 몸 전체에 어떤 부작용을 줄지는 누구도 알 수 없기 때문에, 하이푸가 등장하자 상처 없이 시술하는 새로운 신기술에 사람들은 열광할 수밖에 없다.

새로운 의학 기술을 평가할 때는 항상 안전성과 유효성을 따지는데, 수술에서 비수술로 방향이 옮겨가고 있는 것은 바람직하다고 해야 할 것이다. 의학 기술은 유효성보다는 안전성이 담보되는 쪽으로 흘러가기 때문에 만약 대학병원에 자궁근종 환자를 위해 하이푸가 세팅된다고 한다면, 그때부터 패러다임은 확 바뀔 것이라 확신한다.

비수술적 치료와 비침습적 치료는 비슷한 말이다. 비수술적 치료는 의학계 동향이라고도 할 수 있어서 이밖에도 많이 찾아볼 수 있다. 자궁근종을 치료하는 비수술적 치료에는 하이푸 외에도 자궁동맥 색전술이 있다. 자궁근종은 자궁에서 발생하는 가장 흔한 양성종양이지만 주로 증상이 동반될 때만 치료에 들어간다. 크기와 위치에 따라 다양한 증상이 유발되면 자궁적출의 흔한 원인이 되기도 해서 환자들은 고민이 될 수밖에 없다. 자궁동맥 색전술은 미국에서는 1년에 약 1만 명의 여성이 시행받을 정도로 각광받고 있다. 서혜부를 국소 마취한 후 대퇴동맥을 통해 가는 관을 삽입하여 자궁동맥까지 접근해서 자궁근종으로 가는 혈관만 선택적으로

막는 방법이다. 자궁근종으로 산소와 영양분을 공급하는 혈관이 막

히면 근종의 크기가 작아져 퇴화되는 원리다.

　우리 병원에서 내가 주로 하는 시술로는 동맥내 항암 치료, 하이

푸, 색전술이 있고, 약물치료로는 면역항암제가 있다.

영양분을 공급하는 혈관을 잡아
암을 치료한다

　간암 치료에 많이 쓰이는 색전술은 1970년대에 일본에서 처음 시도되었다. 일본 의사들은 연구(research)하는 능력이 참 존경스러운데 당시로서는 정말 멋진 아이디어였다.

　우리 몸에서 간이라는 장기는 혈액 공급 시스템이 좀 특별하다. 장에서 흡수한 영양분들은 간으로 이동해야 하는데, 장에서 간으로 가는 독특한 혈관 시스템이 따로 있다. 그것을 간문맥(hepatic portal vein)이라고 한다. 간문맥은 정맥 시스템인데, 특이한 혈류 시스템이기 때문에 정맥이라고 표현하지 않고 '문맥'이라는 말로 구별한다. 대장, 소장에서 영양분이 간으로 갈 때 혈류의 75%는 간문맥을 통해 이동한다. 간동맥은 혈류의 20%밖에 받지 않는다. 보통 다른 장기들은 동맥으로부터 영양분을 공급받지만, 간은 특이하게도 동맥으로부터 받는 것보다 문맥으로 받는 비중이 크다.

일본 의사들은 간문맥의 독특한 시스템을 생각해 산뜻한 아이디어를 낸 것이다. 한마디로 말하면 간으로 가는 동맥을 막아버리자는 것이다. 암세포를 가만히 보니까 대부분 영양분을 동맥에서만 받는 것이었다. 정상세포와 암세포가 영양분을 받는 루트가 다르기 때문에 수술을 못할 경우에 어떻게 치료할 수 있을까 고민하다가 생각해 낸 것이 색전술이다. 간동맥을 막아버리면 정상 간세포는 버틸 것이고 암세포는 굶어죽을 것이라는 생각이다.

간동맥 화학 색전술

이것이 전 세계로 퍼져나간 이유는 간암 환자는 10~20%밖에 수술을 하지 못한다는 점 때문이다. 수술을 못하는 환자가 너무 많다 보니 중요하고도 탁월한 아이디어로서 퍼져나간 것이다. 간암 화학 색전술, 간동맥 화학 색전술, 경동맥 화학 색전술 등의 말을 쓰는데 모두 같은 말이다. 색전술 앞에 화학이라는 말이 붙은 것은 혈관을 막을 때 항암제를 넣고 막으면 간암 치료에 좀 더 효과가 좋기 때문이다.

특히 원발성 간암일 때 색전술을 많이 한다. 색전술은 암세포가 혈액에 의존해 생존한다는 것에 착안하여 영양분을 공급하는 혈관을 화학물질을 이용해 차단하는 것이다. 암세포만을 선택적으로 괴사시킬 수 있기 때문에 효과를 보는 경우가 있다. 간동맥 화학 색전술(TACE)은 대퇴부 동맥에 가는 관을 삽입하여 간암세포에 영양을 공급하는 간동맥을 찾아 항암제를 투여하고 혈류를 차단하여 정상적인 간조직에는 손상을 줄이면서 암조직을 선택적으로 파괴하는 치료법이다.

다만 20~30%의 간 정상세포는 동맥을 통해 영양분을 받기 때문에 간의 상태가 너무 안 좋을 때는 이것으로도 환자가 악화될 가능성이 충분히 있다. 또 간부전이 있을 때는 색전술을 하기가 어렵다. 간부전이란 간 기능 상실이라고도 말할 수 있는데, 간세포가 많이 죽어서 간 기능이 극도로 저하된 상태를 말한다.

모든 걸 가능하게 한 셀딩거 테크닉

1953년 스웨덴 의사였던 셀딩거(Sven-Ivar Seldinger) 박사가 새로운 혈관 중재 기술을 발표했는데, 이것은 현대 의학에까지 큰 영향을 미치고 있다. 비침습적 시술을 하기 위해서는 이 셀딩거 테크닉이 꼭 필요하다.

셀딩거 테크닉은 그림과 같은 방법으로 혈관 내에 접근하는 것이다. 주사바늘을 혈관에 찔러넣은 후(A) 주사바늘을 통해 가이드와이어를 혈관 안으로 쭉 밀어넣는다(B). 그리고 나서 주사바늘을 제거하면 가이드와이어만 남는데(C), 이 가이드와이어를 따라 혈관을 넓혀주는 확장기를 넣고, 확장기를 뺀 뒤 카테터를 넣는다(D). 카테터가 혈관 안에 잘 들어간 걸 확인한 뒤 가이드와이어를 제거한다(E).

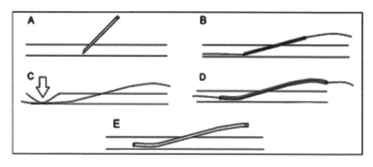

셀딩거 테크닉

　예를 들어 동맥내 항암 치료를 위해 사타구니 쪽으로 볼록 만져
지는 대퇴부 동맥을 통해 대동맥을 거쳐 항암제를 넣고 싶다면, 이
와 같은 방법으로 동맥(혈관)에 접근하는 것이다. 1950년대에 생
각해 낸 아이디어가 지금까지 탁월한 방법으로 내려오고 있다. 혈
관은 신축성이 있기 때문에 넓혀서 들어간 다음에 원하는 처치를
하고 나서 다시 빼면 오므라들면서 막힌다. 눌러서 5분만 지혈하면
되기 때문에 치료에 훨씬 부담이 없어졌다.

　셀딩거 테크닉을 생각하기 전에는 혈관 안으로 접근하려면 절개
밖에 방법이 없었다. 주로 동맥을 절개하고 대퇴동맥을 노출시킨
다음 카테터(가느다란 관)를 넣는 방식이었다. 동맥을 노출시키려면
수술이 필요했고 지혈을 위해 동맥을 묶고 있어야 했다. 원하는 처
치를 하고 난 후에는 카테터를 빼고 나서 동맥도 꿰매고 피부도 꿰
매고 나서 마무리하는 식이었다.

　셀딩거 테크닉 이후로는 쉽게 비침습적으로 혈관 안에 카테터를

넣을 수 있게 됐고, 현재는 다양한 크기와 다양한 모양의 카테터로 전신에 있는 작은 동맥까지 구석구석 찾아갈 수 있게 됐다.

영상의학, 혈관 중재 시술은 광범위한 영역에서 활발히 이루어지고 있지만, 이 책에서는 종양 치료에 국한해서 이야기하고 있다. 대표적인 것이 간동맥 화학 색전술이다. 최근에 일본에서는 암뿐만 아니라 류머티스관절염 등의 질병에도 셀딩거가 쓰이고 있다고 한다.

자궁동맥 색전술

암 외에도 양성종양에 대표적으로 많이 쓰는 것으로 자궁동맥 색전술이 있다.

1990년대에 프랑스 파리에서 출산 후 출혈 때문에 사망 위험에 처한 여성을 위해 자궁동맥을 막는 색전술을 시행한 팀이 있었다. 산모를 살리기 위해 응급으로 지혈할 목적으로 동맥을 막은 것이었는데, 시술 후 환자를 외래에서 살펴보니 원래 환자가 가지고 있던 자궁근종이 많이 줄어든 것을 발견했다. 자궁은 자궁동맥으로부터만 혈관 공급을 받는 것은 아니다. 난소동맥이라든지 골반 내 동맥에서도 영양분을 받는다. 따라서 자궁동맥을 틀어막아도 정상 자궁세포는 살아 있지만 자궁동맥으로만 영양분을 받는 자궁근종은 줄어드는구나, 하는 결론을 내린 것이다.

이후부터 산후 출혈 목적이 아닌 자궁근종 치료를 목적으로 색전술을 시행하는 임상실험을 했고 좋은 결과를 얻었다. 1994년 처음 논문이 발표됐을 때 "이것이야말로 진정으로 수술을 대체할 수 있는 방법이다"라는 찬사가 쏟아졌다. 2004년에는 콘돌리자 라이스 전 미국 국무장관이 자궁동맥 색전술을 받았다고 해서 화제가 되기도 했다.

여기서 간동맥 화학 색전술과 달리 '화학'이라는 말이 안 들어가는 것은 자궁근종은 암이 아니기 때문에 항암제를 투여할 필요 없이 그냥 동맥을 막기 때문이다. 그런데 이 치료법의 단점은 동맥을 막자마자 순간적으로 허혈성 충격을 받기 때문에 시술 직후 하루 이틀은 통증이 있다는 것이다. 그것도 애기 낳는 고통에 비교될 만큼 심한 통증이다. 시술 후에는 척추마취로 진통제를 넣어 통증을 억제하기도 한다.

자궁을 보전해야 할 이유가 있거나 수술을 할 수 없는 환자의 경우에는 좋은 시술법이긴 한데, 너무 아프다는 것 때문에 아주 매력적인 치료법으로 평가받고 있진 못하다.

특이하게 우리나라에서는 자궁동맥 색전술을 시행하는 경우를 좀처럼 보기가 힘들다. 대학병원에서 자궁동맥 색전술은 영상의학과에서 시행하는데, 협진이 잘 이뤄지지 않다 보니 "이 환자는 의료적인 목적으로 영상의학과로 보냅니다"라는 식의 조치는 찾아보기가 힘들다. 다발성 자궁근종이거나 근종이 너무 크거나 하면 "적출합시다"라고 흔히 이야기한다. 환자들이 "적출하지 않는 방법은 없습니까?"라고 물어도 "없다"고 대답할 뿐이다.

그러다 보니 외국에 비해 우리나라에서는 자궁동맥 색전술은 사장되다시피 해버렸다. 간혹 개원의가 자궁동맥 색전술을 시행하는 경우가 있을 뿐이어서 안타까운 생각이 든다.

우리 병원에서는 자궁근종에 자궁동맥 색전술과 하이푸를 병행해서 시행한다. 물이나 피가 많거나 혈관이 복잡하게 얽혀 있거나 종양이 너무 크면 하이푸 시술이 어렵기 때문이다. 이때 색전술과 하이푸를 병행하면 상호 보완적인 시너지를 볼 수 있다. 또 색전술만 시행하면 환자가 너무 심한 통증을 견뎌야 하기 때문에 하이푸를 병행해서 심한 통증 없이 치료를 마치는 것을 목표로 하고 있다.

절개 없이 종양을 없앤다, 하이푸

종양외과에서 침습적 방법인 수술은 적용할 수 있는 대상이 제한되어 있다. 간암이나 췌장암은 색전술 같은 수술 외의 다른 치료법들이 많은데, 그 이유는 80% 정도가 수술을 할 수 없는 경우이기 때문이다. 게다가 항암이나 방사선 치료가 효과를 보지 못하는 경우도 많다.

간암의 치료법은 수술에서 시작해서 많은 진화를 거듭해 왔다. 최근에는 개복 수술이 별로 없고 복강경 수술이나 로봇 수술이 많이 보편화되어 있다. 절개하지 않고 종양을 제거하는 하이푸 치료법은 상해를 입히지 않는 비침습적 치료법(비수술적 치료법)으로는 가장 최신의 방법이라고 할 수 있다.

초음파가 처음 개발됐을 때부터 이것을 치료에 이용할 수 있지 않을까 하고 생각하는 의사들이 많았고 연구는 지속돼 왔다. 그러다 1990년대 후반부터 치료용 초음파 기술이 실용화되기 시작했다. 초음파를 진단 목적으로 쓸 때 그 원리는 초음파가 일직선으로 나갔다가 돌아오는 것을 보고 몸 상태를 판단하는 것이었다. 반면에 치료 목적으로 쓸 때는 돋보기로 햇빛을 모아 종이를 태우듯이, 초음파를 한 초점에 집중시켜 그 초점에 열을 발생시키는 것을 기본 원리로 한다. 그 열로 원하는 종양을 원하는 부위만큼 태우는 것이 하이푸 시술이다.

초음파 집속 시술인 하이푸는 치료를 위해서 MRI 등의 검사로 종양의 위치와 크기를 정확하게 파악하는 것이 관건이다. 영상을 가이드 삼아 실시간으로 환자의 상태를 초음파로 보면서 치료하기 때문이다.

암이란 질병은 병기에 따라서 치료방법이 달라지기도 하는데, 하이푸 치료법은 모든 병기에 다 적용할 수 있다는 것이 장점이다. 비교적 종양이 적은 초기의 경우에는 완치를 목적으로 하는 근치(根治)적 치료도 가능하다. 이런 경우에는 1, 2회 시술만으로 치료는 종료된다.

반면에 암이 많이 진행된 상태일 때는 모든 종양 세포를 다 제거하는 것보다 종양 세포의 크기를 줄여주고 열로서 종양의 성장을 억제하는 완화적인 치료법으로 방향을 바꾸기도 한다. 하이푸는 1회 치료가 원칙이지만, 비침습적 방법이기 때문에 암의 재발, 전이가 있으면 여러 번 반복해서 시술할 수 있다. 환자는 위 내시경 검사를 할 때와 마찬가지로 수면마취 상태에서 자는 동안 시술을 하거나 전신마취를 하기도 한다. 시술 시간은 종양의 크기나 개수에 따라 다른데, 1~5시간 이상 걸릴 수도 있다. 마취나 절개가 없기 때문에 회복은 빠르지만, 간 수치가 일시적으로 오르거나 미열이 날 수 있는데 3일 정도면 회복된다.

원천기술은 유럽, 실용화는 중국

하이푸는 1999년 중국 충칭에서 상용화되어 치료에 쓰이기 시작했다. 그런데 여기에 사용된 초음파 집속이라는 원천기술은 처음에 유럽에서 개발되었다. 1940년대에 린(Lynn) 교수, 1950년대 프라이(Fry) 교수 등의 실험적인 연구로 치료 초음파 기술의 발전 가능성을 보여줬지만, 제반 기술력들이 한계에 부딪혀 실용화되지는 못하고 한동안 묻히는 듯했다. 그러다 1994년 전립선 비대증 치료 목적으로 실용화되었고, 1999년 처음으로 복부 장기를 치료할 수 있는 장비가 왕지바오 교수 팀에 의해 등장했다.

물에다 초음파를 쏘면 일정한 동일 매질이기 때문에 일정한 곳에 초점이 맺힌다. 그러나 인체는 피부, 지방, 근육, 뼈 등 모두 다른 성질을 가진 매질로 이뤄져 있기 때문에 초점이 일정하게 원하는 곳에 맺히는 것이 어려웠다. 인체 조직을 통과하면서 굴절되거나 반사되기 때문에 몸의 부위에 따라, 또 개개인에 따라 초점의 위치가 변하는 것이다. 유럽에서 초음파 집속 기술이 상용화되지 못한 것은 아마도 서양인의 사고방식에서는 이 문제를 해결하는 것이 어려웠기 때문이 아닐까 싶다. 서양인의 사고 구조에서 현실은 이데아를 비추는 환영이기 때문에 인체에 초음파 집속 에너지를 원하는 곳에 모을 수 없다는 것은 이것이 실제 쓰일 수 없다는 것을 의미했을 것이다.

그러나 중국 충칭대학의 왕지룽, 왕지바오 형제는 이것을 극복해 냈다. 형이자 엔지니어인 왕지룽과 동생이자 산부인과 의사인 왕지바오가 무수히 많은 동물 실험을 통한 치료기 개발과 임상실험을 거쳐 치료 상용화에 이른 것이다.

'일정 매질인 물에 쐈을 때 맺히는 초점이 인체 내에서는 안 된다. 어떻게 생체 내에서 맺히는 초점을 수조에서 맺히는 초점과 같이 일치시킬 수 있을까' 하는 것이 문제였지만 처음엔 답이 안 나왔다. 그런데 중국 왕지바오 팀에서는 동물의 생체에 직접 쏴보고 그 데이터를 바탕으로 치료기를 만들어야겠다는 생각을 했다(Bio Medical Focalism). 과학적 이론으로 접근하기보다 실제 현상에서 방법을 찾은 것이기 때문에 무수히 많은 실험이 필요했을 것이다.

우리나라에서는 2006년부터 여의도성모병원 등에서 임상실험을 통해 하이푸 시술이 시작되었다. 간암 환자를 색전술만으로 치료한 경우와 색전술·하이푸를 병행해서 치료한 경우를 비교했는데, 하이푸와 병행한 치료의 경우가 효과가 더 좋았다는 것이 증명되었다. 한국에서 하이푸(영문명 High Intensity Focused Ultrasound)는

2008년 간암으로 보건복지부 승인이 났고, 다시 2013년 보건복지가족부 고시로 자궁근종, 자궁선근증 등에 대한 신의료 기술로 지정되었다.

중국, 유럽 등의 외국 사례를 살펴보면 하이푸는 처음 개발되고 나서 간암 치료로 많이 쓰였다. 또 췌장암이 간으로 전이되는 경우가 많다 보니까 지금 시점에서는 췌장암에도 많이 적용되고 있다.

개발자이자 엔지니어인 왕지룽이 한국에 왔을 때 그와 이야기를 나눴다. 인체의 흉부나 복부 두께를 감안했을 때 12.5cm 거리 안에 3.3×1.1×1.1mm 크기의 초점이 맺히면 되는데, 이것이 항상 정확히 맺히는지를 직접 질문해 봤다.

"생체 내에서는 반드시 그렇다고 할 수는 없습니다. 그러나 무수히 많은 실험을 해보니 어디서 어디로 쏘든지 3mm를 벗어나지 않는 곳에서 초점이 생겼습니다."

그의 이야기에 따르면 하이푸로 초음파를 쏠 때 안전한 곳도 있고 위험한 곳도 있다. 신경이나 장과 가까운 곳은 위험하지만 방광이랑 가깝다면 비교적 안전하다. 나는 일반적인 프로토콜에서 방광과 가까운 곳은 안전 거리를 5mm로 두고, 신경이나 장이랑 가까운 곳은 열 전도를 고려해서 안전 거리를 15mm 둔다. 왜냐하면 조준선 안의 초점이 3mm 범위 안에서 생기기 때문에 열이 방사되는 것을 고려해 봤을 때 그 정도 띄우는 것이 좋다고 본 것이다.

방광은 물이 차 있고 두껍기 때문에 비교적 안전하다. 그러나 소장은 열에 손상을 받으면 장이 파열돼서 응급수술을 받아야 한다. 신경도 열에 약하기 때문에 손상이 될 수 있다. 그러나 실제 시술 과정 중 이런 합병증이 발생할 확률은 일반적인 수술에 비해서는 많이 낮다고 본다.

항암과 방사선 치료에 대한 대안

기존의 암 치료에서 수술이나 방사선은 횟수에 제한이 있었다. 만약 간암 치료를 위해 수술을 했다가 전이가 발견됐다면 또 수술을 할 수는 없다. 이럴 때 장기를 보존하면서도 암세포를 없애는 치료를 받을 수 있다면 얼마나 좋을까. 하이푸는 체외에서 고강도 집속 초음파를 이용해 체내의 종양을 괴사시키는 방법으로 장기를 보존할 수 있기 때문에 방사선 치료, 항암 치료의 부작용으로 더 이상 치료가 어려운 간암이나 췌장암 등의 치료에 적극적으로 활용되고 있다.

하이푸 시술은 방사선 치료와는 달리, 산전검사를 할 때 사용되는 인체에 무해한 초음파를 이용하는 치료이기 때문에 반복적인 치료가 가능하다. 게다가 다른 치료법들과 병행할 수 있어서 암 치료에서 좀 더 다각도의 시도를 할 수 있다는 장점이 있다. 실시간 모니터를 통해 시술하는 중에 종양의 괴사 여부를 확인할 수 있고 경과를 지켜보면서 시술할 수 있다. 암 치료는 고통스럽다는 편견을 깨는 신개념 치료법이라 전신 상태가 좋지 않은 쇠약한 환자에게도 적용이 가능하고 환자들 호응도 높다.

하이푸로 시술하면 절개를 하지 않기 때문에 흉터 걱정은 없겠지만, 눈앞에서 보고 하는 게 아니라시 한계가 있지 않을까, 암이 모두 제거된 것이 맞을까 걱정하는 사람도 있을 것이다. 그런데 개복 수술을 했을 때는 표면적으로 육안에 보이는 것들만 확인할 수 있지만, 초음파 영상을 보면서 하는 하이푸는 깊은 곳까지 확인하면서 시술하기 때문에 오히려 더 큰 장점이 있다.

모든 고형암과 종양 치료에 가능하다

암세포를 직접 괴사시키는 비침습적 방법인 하이푸는 종양의 위치나 개수에 한계가 없고, 시술의 횟수에도 한계가 없다는 특징이 있다. 이런 장점이 있다 보니 간암 외에도 다른 암이나 다른 병변에 적용하는 것도 가능하지 않을까 생각이 들 것이다. 원칙적으로 하이푸는 우리 몸 안에 있는 딱딱한 종양은 모두 치료할 수가 있다.

다만 초음파의 특징 중 하나가 공기를 통과하지 못하는 것이라서, 폐, 위, 대장 등 공기가 있는 장기는 치료하기가 어렵다. 그 밖에는 간암, 유방암, 췌장암, 근육이나 뼈에 생긴 종양에 치료가 용이하기 때문에 비교적 적용 범위가 넓다. 물론 양성 종양에도 적용할 수 있다. 자궁근종, 자궁선근증 등에 자궁을 보존하면서 치료할 수 있는 시술로서 많은 호응을 얻고 있다. 유방의 양성 종양일 경우에는 맘모툼처럼 진단과 치료를 병행하는 훌륭한 도구가 있긴 한데, 종양의 크기가 큰 경우에는 어렵기 때문에 하이푸가 좋은 대안이 될 수 있다.

다발성 근종(종양이 여러 개) 환자들 중에 난임(생물학적으로 임신 가능한 상태이지만 임신이 안 되는 상태)인 경우가 40%까지 이른다는 미국 통계가 있다. 근종이 임신에 영향을 주는지 여부는 위치에 따라서 다르다.

장막안 근종은 자궁 외부에 50%까지 돌출된 경우에는 임신에 큰 영향이 없는 경우가 많다. 그렇지만 점막안 근종이면서 내막 안에 돌출돼 있다든지, 근육내 근종이 커져서 자궁 안의 공간을 많이 잡아먹고 있는 경우에는 임신이 되기 힘들다. 이럴 때 하이푸 치료법은 시술도 어렵지 않아서 크게 치료 효과를 기대해도 좋다.

그런데 자궁 외부로 튀어나온 근종은 복강경 수술이 오히려 쉬울 수도 있다. 달랑거리는 부분만 복강경 가위로 자르고 그것만 꺼내면 되기 때문이다. 하지만 자궁 내막에 파묻혀 있는 경우라면 이걸 자르고 꺼내기가 어렵고, 합병증이 생길 가능성도 크다. 이럴 때 하이푸로 초음파 집속을 하면 근종이 점점 줄어들기 때문에 자궁 손상 없이 해결하는 방법이 된다.

하이푸에만 초점을 맞춰서 얘기하자면 작은 근종이나 위치가 나쁘지 않은 근종은 하이푸 시술을 할 수 있지만, 근종이 크면 보통은 개복 수술을 해야 한다. 그런데 하이푸와 동맥내 혈관치료를 병행하면 나의 경험에 의하면 많은 경우에 비수술 치료가 가능했다. 나는 필요할 때 이 방법을 사용해서 환자를 치료하고 있다. 암이 의심되는 경우라서 조직검사를 하기 위해 대학병원에 보내는 경우를 제외하고는 거의 모든 경우에 비수술적 치료가 된다고 할 수 있다.

전신항암을 견딜 수 없을 때, 동맥내 항암 치료

어느 연령층이 지나면 사람은 누구나 암에 걸릴 수 있다. 인간은 60조 개의 세포로 이루어져 있는데, 오래 산다는 것은 이 60조 개의 세포를 계속해서 새로 만들어내야 한다는 것이다. 낡은 세포를 새 세포로 바꿔나가는 신진대사를 계속해 가는 과정에서 DNA의 복제 오류가 일어나기도 하고, 그 변이가 축적되면 암이 발생하는 것으로 알려져 있다. 현재 암을 치료하는 결정적인 치료법은 존재하지 않는다. 암에 대한 표준치료는 항암제와 방사선으로 암을 축소하고 수술로 암을 잘라내는 것이다. 그런데 그것으로 암이 완치됐다고 할 수는 없다. 수술 과정에서 소수의 암세포는 살아남기도 하고, 다른 자리로 퍼져나가 다른 곳에 정착하기도 한다. 암 치료가 어려운 이유는 바로 이 전이 과정 때문이다.

전신에 뿌려지는 항암제의 부작용

화학요법이라 불리는 항암제 치료는 암세포의 증식을 막기 위한 것이다. 그러나 암세포에만 제한적으로 작용하지 못한다. 일반적으로 우리가 말하는 항암 치료는 중심 정맥을 잡아서 항암제를 쓰는데, 정맥은 심장으로 가기 때문에 심장을 통해서 온몸에 모두 뿌려진다. 보통 '항암 치료'라고 하면 전신항암을 말하며, 이것이 가장 기본적인 항암 치료다.

항암 치료를 하는 것은 여러 가지 목적이 있지만 첫째는 수술 전에 암 덩어리를 줄여줘서 수술을 쉽게 하려는 목적이 있다. 둘째는 수술을 한 다음에 육안으로는 보이지 않지만 주변에 퍼져 있거나 어딘가에 작게 숨어 있을 암세포를 제거하기 위한 것이다. 셋째는 진행이 많이 된 암일 때 수술이 어렵거나 수술해도 별 의미가 없는 경우 주된 치료법으로 하는 경우다.

여기서 진행이 많이 된 암 환자의 경우에는 항암 치료로 수명을 연장시키는 효과를 크게 볼 수 없다. 게다가 전신요법인 항암 치료는 너무 힘들어서 견디기 힘들 정도의 고통이 수반되기도 한다.

가려움증, 손발 저림, 식욕부진, 부기 등 전신 항암은 작은 부작용까지 합하면 부작용이 올 확률은 80~90%다. 구토, 백혈구 저항 등이 있는데, 구토나 탈모는 부작용에 포함시키지 않을 정도로 일반적이다. 경우에 따라 다르지만 며칠이 지난 후에도 구토, 설사 등이 나타나기도 한다.

항암제 치료는 세포분열이 왕성한 암세포에 작용해서 세포분열을 막기 위한 것인데, 이때 암세포 외에 우리 몸의 왕성한 세포들도 공격을 받는다. 인체 중 머리카락은 세포분열이 왕성한 곳이다 보니까 항암제 부작용으로 머리카락이 공격받고 잘 빠지는 것이다. 골수 역시 타격을 많이 받는데, 매일 적혈구, 백혈구를 생산하는 골수는 세포분열이 왕성하다. 이곳이 타격을 받으니까 항암제 부작용으로 빈혈, 백혈구 저하, 발열 등의 부작용이 생기는 것이다. 항암 치료 후 며칠이 지났는데 백혈구 저하 등의 부작용이 늦게 나타날 수도 있다. 일주일 후에 갑자기 열이 났다면 응급 상황으로 인식하고 반드시 응급실에 가야 한다.

항암 치료를 통해서 기대할 수 있는 효과는 그리 크지 않은데, 보통은 고통을 감내하면서 시행하는 경우가 많다. 그런 경우에 사실 진행이 많이 된 암은 완화 치료로 목적을 변경하는 것이 옳다고 본다. 이때 전신 항암보다는 동맥내 항암이 효과가 높을 때가 많다.

동맥내 항암은 일본에서 시작해서 많이 쓰이고 있는데, 암으로 가는 동맥을 찾아내 동맥을 통해 항암제를 주입하는 방법이다. 전신 항암과는 달리 진행암 환자가 항암제 부작용으로 더 이상 치료를 못할 경우에 대안으로 쓸 수 있다. 동맥내 항암 치료는 탈모, 구토 등이 없는데 50% 확률로 5시간 후에 5번 정도 토하는 증상이 있을 수는 있다.

간암 환자를 예로 들어보자. 간암 환자의 60~80%는 원발성 암이 아니라 전이암이다. 간에서 암세포가 생기는 간세포암보다는 폐나 췌장에서 전이된 경우가 많다는 뜻이다. 이런 경우 대퇴동맥으로 머리카락 굵기 정도의 작은 카테터를 집어넣어서 원하는 동맥을 찾아간다. 그리고 간 동맥으로 암 주위에만 항암제를 뿌리는 것이다.

규격화된 치료에 소외되는 '암 난민들'

일본에서의 암 치료는 혈관 치료 쪽으로 많이 쏠려 있다. 간뿐만 아니라 여러 장기의 암 치료에 동맥내 항암 치료를 많이 시행한다. 유명한 의료센터들이 일본과 독일에 많은데, 암뿐 아니라 난치병인 류머티스관절염도 혈관치료로 하는 것을 보고 깜짝 놀란 적이 있다.

반면에 우리나라는 아직까지 동맥내 항암 치료가 그다지 보편화되어 있지 않다.

나의 경우에는 유방암에 동맥내 항암 치료를 적용할 때가 많다. 종양 제거를 위한 하이푸 시술을 하기 전 처치로 동맥내 항암 치료를 시행한 예가 많다. 유방암 진행이 많이 된 경우에는 항암제에 내성이 생겨서 치료가 어려운 경우가 많다. 이때 동맥내 항암 치료를 하면 환자는 삶의 질이 확실히 좋아진다.

그 다음으로 내가 동맥내 항암 치료를 많이 쓰는 경우는 폐암이다. 폐전이암, 폐원발암 등은 환자들이 기침이 심한데 하이푸로 시술해서 기침을 멎게 한 후, 암 증세를 누그러뜨리는 완화 치료를 할 때 전신항암보다는 훨씬 효과가 좋다고 본다.

일본의 저널리스트 다치바나 다카시는 방광암에 걸려 치료를 받은 후 '암의 본질을 생각할 때 가장 중요한 것은 무엇인가'라는 시각으로 NHK 스페셜 취재팀과 함께 '암, 생과 사의 수수께끼에 도전하다'라는 프로그램을 기획한다. 그리고 《문예춘추》에 연재했던 자신의 암 투병기와 함께 책으로도 엮어낸다(『암, 생과 사의 수수께끼에 도전하다』, 청어람미디어). 여기서 대학병원의 규격화된 치료를 받지 못하는 암 환자들이 병원 밖으로 내몰리는 상황을 두고 '암 난민'이라는 표현을 쓴다.

이 사실은 우리나라도 마찬가지다. 대학병원 시스템에서는 규격화된 치료 외에 개개인의 상황에 맞춰 대응을 해줄 수가 없다. 특히 4기 암 환자라면 그 환자에 치료를 집중할 수 있는 여력이 없다. 경제학 용어로 한다면 대량생산 시스템에 환자가 맞춤치료를 받을 여지가 없는 상황이다.

환자 입장에서는 죽을 때 죽더라도 자신에게 치료에 대한 선택권이 있었으면 좋겠다는 생각을 하지 않을까. 우리 병원에 오는 환자들도 사실은 '암 난민들'이다. 가끔은 항암 치료를 먼저 받아야 할 유방암 환자들이 오기도 하는데, 그때는 대부분 돌려보낸다. 유방암은 1, 2기라면 항암 치료 효과가 좋아서 완치율이 높다. 우리 병원에서 하는 주된 치료는 항암제에 내성이 생겨서 대학병원에서 치료하기가 어려운 환자들이다.

완화 치료에도 항암제를 써야 할까

암은 "완치되었다"고 말하기가 어려운 질병이다. 완전 치유를 지향하면서 적극적 요법으로 수술과 방사선 치료를 받고 항암제를 이용한 화학요법을 한 다음에 5년 이내에 재발이 없으면 '완치'라고 말한다. 그렇지만 몇 년이 지난 뒤, 경우에 따라서는 10년이 지난 뒤 재발하는 경우도 있다. 수술 후 계속 얌전하게 있던 암세포가 뭔가의 이유로 다시 활성화가 된 건지, 이전의 암과는 직접적인 관련이 없는 새로운 암이 생긴 건지는 정확히 알 수가 없다. 사실 '5년 내 재발 없이 완치'라는 것은 정말 완전히 치료됐다는 것이 아니라, 어디까지나 '완치로 간주한다'에 불과한 것이다.

1, 2기 암 환자들은 수술을 받는다. 기존의 치료법들 중에 효과가 있는 치료법도 있는 편이다. 수술 전에 덩어리를 줄여서 수술을 쉽게 할 목적의 항암제, 암 이후에 잔여암을 없애는 항암제는 긍정적이라고 본다. 그러나 암이 심하게 진행됐을 때 항암제를 쓰는 것은 한계가 많다.

게이오대학 방사선 치료과 의사 곤도 마코토는 일본 내에서 항암제의 독성 문제에 대해서 일관되게 주장하고 있는 사람이다. 그는 암과 무리한 싸움을 벌이면 오히려 여명이 줄어든다고 단호하게 주장한다. 항암제를 사용한 사람과 그렇지 않은 사람 간에 수명은 거의 차이가 없다는 데이터를 제시하기도 했다.

　나도 진행암에 대해서는 항암제는 보조치료로 보는 것이 옳다고 본다. 항암제를 썼을 때 기대할 수 있는 생명 연장이나 증세 완화 효과를 비교해 본다면, 항암 치료보다는 다른 쪽으로 눈을 돌려야 할 것이다. 3기에서 4기로 넘어가는 암 환자라면 전신항암보다는 하이푸나 색전술, 동맥내 항암 치료를 권하고 싶다.

면역세포의 암세포 공격을 돕는
면역항암제

2002년 노벨평화상 수상자였던 지미 카터 전 미국 대통령은 독실한 기독교 신자로서 무엇보다도 도덕을 강조한 인권외교로 유명하다. 대통령 임기가 끝난 후에도 대북 특사로 여러 차례 북한을 방문했던 것으로 알려져 있다. 2017년 6월에는 마르티 아티사리 전 핀란드 대통령, 그로 브룬트란드 전 노르웨이 총리, 메리 로빈슨 전 아일랜드 대통령 등이 포함된 '디 엘더스' 회원들을 이끌고 평양을 방문하기도 했다.

2015년 지미 카터 전 대통령은 악성 피부암인 흑색종이 발견되어 수술을 받았으나 암이 다른 장기로 전이되어 지속적인 치료를 받았다. 다행히 암은 점점 치료되어 같은 해 12월에는 자신의 이름으로 개최된 '카터 성경교실'에서 암의 완치를 공개 선언한 바 있다. 그를 치료해 온 대학병원 의료진은 항암 치료를 마치면서 새로운 암의 증거는 더 발견되지 않았다고 밝혔던 바 있다. 90세가 넘는 나이에 암 발병 4개월 후 암의 완치를 언급했던 경우라서 화제가 됐는데, 당시 막 식품의약국(FDA)으로부터 임상 허가를 받은 '키트루다'라는 면역항암제를 썼던 것으로 알려졌다.

"내가 원하는 치료를 내가 선택하겠다"

2017년 9월 국가인권위원회에서는 암 환자들이 교대로 찾아와 시위를 벌이는 모습이 눈길을 끌었다. "내 돈 써서 면역항암제 치료를 받겠다는 건데 왜 제한을 하는가. 치료 선택권을 제한하는 건 엄연한 인권 침해다"라는 것이 암 환자들 주장의 요지였다.

현재 국내에서는 면역세포 치료와 면역항암제 투여가 제한되어 있다. 국내에서 면역세포를 주입하는 치료는 간암의 경우 면역세포인 'T임파구' 주입 치료만 식약처 승인을 받은 상태다. 면역항암제는 폐암(비소세포암)과 피부암인 흑색종에서만 사용 승인을 받았다. 그외의 암 환자들의 경우에는 종합병원에서 면역항암제 처방을 거절받고 요양병원이나 1, 2차 의료기관 중에서 면역항암제 투여가 가능한 의료기관을 찾아 오프라벨 처방(식약처에서 의약품을 허가한 용도 이외의 적응증에 처방하는 것)으로 받아온 것이 현실이다.

그런데 2017년 8월 건강보험심사평가원이 비소세포폐암에 대한 면역항암제를 급여 조항으로 확정하면서, 보건당국이 추가 조건으로 급여 목록에 등재된 항암제의 경우 허가사항을 초과해서 사용할 때 각 의료기관에 설치된 다학제적위원회의 협의를 거친 후 건강보험심사평가원장의 승인을 받도록 명시한 것이다. 이 이야기는 한마디로, 2017년 10월부터는 종양내과, 병리학 전문의 등이 있는 70여 개 의료기관에서만 면역항암제 처방을 받을 수 있게 된다는 말이다. 암 환자로서는 면역항암제를 처방받을 통로가 훨씬 줄어든 것이다. 병원 측에서 처방을 거부하는 경우가 비일비재해 투여가 중단되는 사태가 잇따르고 있으며 처방 규정이 바뀌는 바람에 신규 투약을 기다리다가 세상 떠난다며 목숨을 위협받고 있다고 환자들은 하소연하고 있는 상황이다.

이에 대해 일부 대학병원(종합병원)에서는 "치료 효과가 입증되지 않으면 암 환자들에게 권장하지 않는다. 비용 대비 효과도 낮고 보편적으로 쓰일 수 없기에 제도권에서 그런 치료를 받아들이기 어려운 것이다"라는 입장을 보였다. 반면 심사평가원 쪽은 "공문이 내려졌다. 병원 자체적으로 종양내과 의료진들에게 이메일을 보냈을 텐데 열어보지 않았거나 환자에 대한 최종적인 책임을 져야 하는 의료진들이 '책임회피'를 위해 심사평가원을 언급했을 것"이라고 설명했다.

여기까지가 최근 언론 매체를 통해 보도되었던, 면역항암제를 둘러싼 이야기의 전말이다. 도대체 면역항암제가 뭐길래 그렇게 난리가 난 것일까.

전이성 고형암에 대한 새로운 희망

처음에 암이라는 진단을 받은 사람들은 상당한 정신적 충격을 받는다. 그리고 전이성 암 환자의 경우에 항암과 방사선 치료를 끝내고 더 이상 치료할 방법이 남아 있지 않다는 말을 들으면 지푸라기라도 잡고 싶은 심정이 된다.

항암제가 발전해 가는 방향에 따라 구분해 보자면, 1세대 항암제는 전신항암제(화학항암제)다. 우리가 보통 '항암' 했을 때 떠올리는 바로 그것인데, 암 세포뿐만 아니라 정상세포까지 공격한다는 면에서 구토, 탈모 등의 부작용이 함께 떠오르는 약이다.

이후 암 세포만을 찾아 공격한다는 2세대 표적항암제가 개발되었다. 암이 발생하는 과정의 특정 표적물질만을 선택적으로 억제함으로써 정상 세포에는 영향을 미치지 않고 암세포만 선택적으로 공격한다. 전신항암제(화학항암제)에 비하면 무진행 생존율(PFS)을 비교적 크게 개선하지만, 특정 유전자변이를 가진 환자만 쓸 수 있고 표적이 되지 않은 암세포의 증식은 막을 수 없다는 한계가 있다. 또 신체적으로 나타나는 부작용은 적은 반면 장기간 사용하면 내성이 생긴다는 것이 단점이다. 암세포가 표적항암제의 작용원리에 적응해 공격당하지 않도록 변신하기 때문이다.

이런 전신항암제와 표적항암제의 문제점들을 해결하기 위해 개발된 3세대 항암제가 바로 면역항암제다. 억제되어 있던 우리 몸의 면역세포를 활성화시켜 암세포를 사멸시킨다는 새로운 기전이다.

특히 약을 끊어도 면역 체계가 기억을 하고 있어서 암세포를 계속 공격하기 때문에 치료 효과가 오래 지속된다는 특징이 주목받고 있다.

우리의 몸속 면역세포는 비정상적인 세포가 생기면 공격하는 임무를 띠고 있는데, 문제는 암세포가 면역세포의 공격을 회피한다는 것이다. 면역항암제는 암세포가 면역세포를 속여서 공격을 회피하는 것을 막아준다는 원리다. 현재 한국에서 가장 주목받고 있는 면역항암제 키트루다는 면역세포에 대한 암세포의 공격 회피 작용을 막아주는 면역관문차단제(Immune checkpoint inhibitor)다. 암세포와 면역세포의 결합인 면역관문에는 CTLA-4, PD-1이 있는데, 이를 차단하는 면역치료제의 효능을 검증하는 임상실험 결과들이 발표되었다. 현재 CTLA-4 결합을 차단하는 여보이(성분명 이필리무맙), PD-1의 결합을 차단시키는 키트루다(성분명 펨브롤리주맙)과 옵디보(성분명 니볼루맙) 등이 있다.

효과 면에서 보면 면역항암제가 모든 환자에게 반응을 나타내는 것은 아니지만, 잘 맞는 환자의 경우에는 치료 효과가 정말 드라마틱할 정도다. 전신항암 치료가 암 4기 때 효과를 보일 확률이 4% 정도라는 것을 생각해 보면 일선에서 진료하는 의사 입장에서는 큰 관심을 기울일 만하다.

2010년대에 들어서 면역항암제는《사이언스》나《네이처》에 표지로 실릴 정도로 항암 치료의 새로운 패러다임으로 자리매김했다.

국내 보건의료 환경에서는 현재 보험급여가 되지 않는 고가의 신약이라는 문제가 있긴 하지만, 세계적으로는 항암화학요법, 표적항암제와 함께 또 하나의 커다란 암 치료의 축으로 등장했다.

면역항암제는 1차 항암제가 아니다. 주로 기존의 항암제가 효과를 보이지 않을 때 선택할 수 있는 대안이다. 환자는 항암제가 듣지 않으면 지푸라기라도 잡고 싶은 심정이 되는데, 모든 환자에게 치료 효과가 나타나는 것은 아니지만 실제 잘 맞는 사람의 경우에는 장기 생존의 효과를 보인다. 그러니 암 환자들 입장에서는 면역항암제를 맞고 싶어하는 것이 어찌 보면 당연하다. 국내의 실제 진료현장에서 임상시험에 참여했던 폐암 환자들의 사례가 있어서 소개한다(2016년 2월 《청년의사》 기획특집 기사).

- 비흡연자, EGFR 변이 음성, ALK 변이 음성이며, 수술 후 양쪽 폐로 전이된 63세 여성 환자에게 옵디보(성분명 니볼루맙)로 치료한 결과, 치료 시작 6개월 만에 양쪽 폐에 암세포가 거의 없어졌으며 현재도 반응이 잘 유지되고 있다.
- 48세 흡연자 편평상피암 남성 환자의 경우, 더 이상 치료할 방법이 없는 상태에서 키트루다 치료를 받은 결과 9주 만에 암세포가 줄고, 12개월 시점에 거의 암세포가 감지되지 않을 정도로 호전됐다. 이 환자는 2년 동안 일상생활에 아무 문제 없이 지내고 있다.

- 70세 비흡연자 EGFR 변이 양성 여성 환자는 이레사(성분명 게피티닙)로 치료가 잘 되지 않았는데, 소세포폐암도 함께 확인됐다. 이 환자에게 키트루다를 투여한 후 6주 만에 암이 줄어들었고, 지금까지 치료가 잘 유지되고 있다.

게다가 현재 선보이고 있는 2개의 면역항암제 키투르다, 옵디보는 부작용도 적다. 기존 항암제에 비해 부작용 확률이 10분의 1, 부작용의 강도도 10분의 1이다. 전신항암 치료가 어려운 고령의 환자에게도 부작용이 적은 데다가 폐암, 두경부암, 식도암 등 예후가 나쁜 환자에게도 치료 효과가 탁월하다는 점에서 매력적인 치료 옵션이 된다.

면역세포 치료 받으러 일본으로 가는 사람들

NK세포(면역세포)는 암을 직접 공격하는 중요한 세포다. 암 면역 활성도에서 NK세포가 많이 거론되다 보니까 검진 사업에서 많이 부각되고 있기도 하다. 그런데 NK세포를 직접 활성화시킬 수 있는 방법은 자기 몸속 혈액에서 NK세포를 채취해서 배양을 한 다음에 다시 몸속에 넣어주는 것이다.

고가의 치료이지만 암 환자들은 노후자금으로 모아놓은 돈을 털어가면서 이런 면역세포 치료를 받기를 원한다. 한국에서는 현재 허가가 나지 않은 상태인데, 모 정치인은 공인이면서도 실세라는 이유로 비선으로 면역세포 치료를 받았다고 해서 구설수에 오르기도 했다.

국내에서는 치료 효과가 검증이 안 됐다는 이유로 제한을 받다 보니, 상당수의 암 환자들이 면역세포 치료와 면역항암제를 맞기 위해 아픈 몸을 이끌고 일본을 찾는다. 일본은 의사의 재량대로 면역항암제 투여와 면역세포 치료가 가능하기 때문이다. 조선일보에서는 이 사실을 기사화하기도 했다. 일본의 메디컬센터 중에는 암 환자들을 대상으로 면역세포 치료와 면역항암제 투여를 해주는 병원이 있다. 해당 기사에서 그 메디컬센터에서는 "전체 환자의 15% 정도 되는 한국인 환자가 매달 70~80명이 와서 치료를 받는다. 한국인 환자의 상담 전화나 이메일 문의는 그보다 두 배 많다"고 말했다고 한다. 한국 병원과 연계돼 있는 또 다른 병원은 한국인 환자 면역세포 치료 예약이 세네 달치가 미리 잡혀 있다고 한다.

상황이 이렇다 보니 일본의 암 치료 병원을 소개하고 통역과 여행 편의를 제공하는 알선 업체들도 성업 중이라고 한다. 우리 병원에도 일본에서 가져온 면역세포 배양액을 가지고 와서 주사해 달라는 환자들이 있다. 아직 허가가 나지 않은 치료라 면역세포를 배양하는 시도를 하거나 하지는 않지만 환자가 들고 오면 의사의 도의상 외면하기 어렵다. 면역치료의 효과를 체감한 적이 많기 때문이다.

어느 두경부암 환자는 대학병원에서 수술을 했는데도 암이 너무 커졌다. 30대의 젊은 환자였던 그는 병원에서 "호스피스를 알아보셔야 할 것 같습니다"라는 이야기를 들었다고 했다. 일본에서 NK 세포 배양액을 통한 면역세포 치료를 받은 그는 덕분에 직장생활을 하면서 잘 살고 있는 중이다.

면역항암제와 하이푸의 시너지 효과

면역항암제의 기본 원리를 처음 발견한 사람은 일본인이다. 일본은 임상이나 수술 치료 쪽은 그리 뛰어나지 않은데, 연구(리서치) 쪽으로는 뛰어난 성과를 보이는 것이 놀랍다. 노벨상 후보로까지 거론될 정도의 큰 성과인데, 3년 연속 수상이 될 상황이라 결과는 어떻게 될지 잘 모르겠다. 일본은 의료 규제가 좀 덜하다 보니 혁신도 많이 나오는 것 같다.

대표적인 면역항암제인 키트루다, 옵디보는 성분명이 각각 펨브롤리주맙, 니볼루맙이다. 신약의 성분명을 살펴봤을 때 어미에 맙(mab)이라는 말이 붙으면 표적치료제라는 의미로 생각하면 된다. 지금은 2개 회사 제품이지만, 다른 6개 회사에서 출시를 준비하고 있다고 하니 앞으로는 가격이 낮아질 것이라 기대하고 있다.

어느 대학병원 교수에 관한 에피소드가 있다. 어느 날 자신의 은사님이 방문하셨는데, "나 간암 말기다. 이제 곧 갈 것 같다"는 인사를 전하는 것이 지인들을 방문한 목적이었던 것이다. 워낙 면역학 쪽으로 관심이 많던 이 교수는 은사님을 붙잡고 "새로 나온 신약이 있는데 한번 맞아보자"고 매달렸다. 제자의 제안을 받아들였던 그분은 간암 말기였는데 3년 후에 완치 판정을 받게 된다. 당연히 그 교수는 그 후 환자들에게 자신있게 면역항암제를 권하고 있다고 한다.

나 또한 필요하면 면역항암제를 쓰고 있다. 하이푸 시술에서 2,000건이 넘는 임상사례를 경험한 나는 열로 암세포를 태우면 열충격 단백질(HSP)이 생성돼 암세포에 대응할 수 있는 항원항체반응이 일어난다는 점에 주목하고 있다. 그런데 이것이 전신의 면역 기능을 끌어올릴 만큼 충분한 것은 아니어서, 하이푸 같은 열치료와 면역항암제 키트루다를 같이 쓰면 어떻게 될까 하는 생각을 하게 된 것이다. 아직 임상 전 실험 단계의 논문들이지만 좋은 결과들을 제시한 경우가 많이 나와 있다.

대학병원에서 포기할 정도로 심하게 전이가 됐던 간암, 폐암 환자가 현저하게 암이 없어지고 잘 뛰어다닐 정도가 되면, 면역항암제가 급여냐 비급여냐 하는 구분을 넘어 의사로서 치료 설계를 다시 생각하게 된다. 실제로 환자 중에 몇 명은 깜짝 놀랄 만큼 좋아지는 환자가 있기 때문에 일선에서 일하는 임상의로서 매력을 느끼지 않을 수가 없다. 죽고사는 문제를 다루는 의사로서 너무 제도에만 묶여 판단하게 될까 봐 고민이 될 때가 있다.

물론 현재로서는 어떤 사람은 왜 치료제가 효과가 있고 어떤 사람은 왜 치료제가 듣지 않는지 아직은 연구가 더 필요하다. 분자생

물학 쪽에서는 여러 가지 바이오마커(biomarker, 유전자와 유전자 변이)를 살펴보고 있다고 한다. 어쨌든 암 환자들이 면역항암제를 맞겠다며 1인 시위도 불사하며 나서는 것은 심정적으로 충분히 이해가 된다.

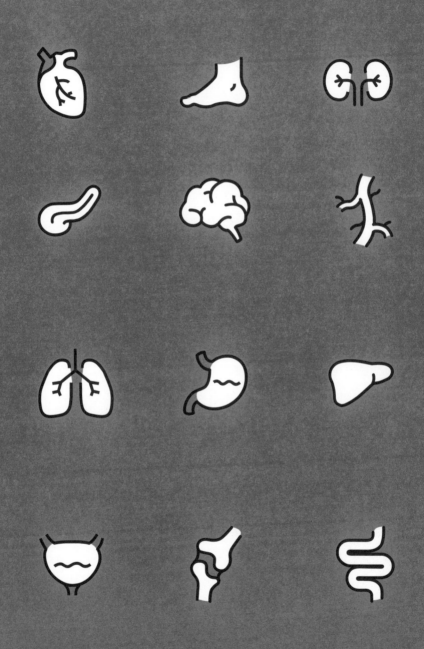

CHAPTER 3

질병이 오기 전에 내 몸을 알아야 한다

현대인의 90%는
몸에 혹을 달고 산다

인간의 몸은 60조 개의 세포로 이루어져 있고, 정상 세포는 태어났다 죽어가는 과정을 거듭하는 유한한 수명을 가진다. 그런데 죽지는 않고 증식만 계속하는 세포가 생겨나 그 자리에 집적되어 혹 같이 생긴 세포 덩어리가 되면 그것을 우리는 '종양'이라고 부른다.

세포 증식이 일정선에서 한계에 머물고 그 경계선 이상으로 늘어나지 않으면 양성 종양이다. 그러나 그 경계선을 넘어 계속 커지면 악성 종양이라고 부르는데, 그것이 암이다.

양성 종양과 악성 종양은 다른 것 같으면서도 미묘하게 비슷한 점이 있어서 일반인은 거의 구별할 수가 없다. 최종 판정은 종양의 일부를 떼어내어 현미경으로 관찰한 후 판단한다. 이것을 생체검사(Biopsy)라고 하는데, 약칭으로 '생검'이라고도 한다. 의사가 "조직검사를 해봅시다"고 말하면 바로 생검을 이야기하는 것이다.

일반적으로 세포 증식이란 유전자의 명령에 의해 규칙적으로 일어나는 정상적인 생리 과정이다. 세포가 살아 있는 한 세포 증식은 반드시 필요한 과정이며 착란을 일으키는 일은 없다. 세포가 어느 한도 이상으로 증식하면 세포는 스스로 죽음을 택하도록 세포자살 프로그래밍이 되어 있기 때문에 정상적인 상태에서 세포가 무한히 증식하는 일은 없다. 이렇게 세포 증식을 조절하는 유전자에 이상이 생겼을 때 생기는 질병이 암이다. 정상 세포에 이상이 생겨 무한 증식 능력을 갖게 되어 불사(不死)의 상태가 되는 것이 암세포이며, 암세포가 10억 개 이상 덩어리를 이루었을 때(1cm 정도의 크기) 우리가 '암'이라고 부르는 것을 육안으로 발견할 수 있게 된다.

양성 종양이냐, 악성 종양이냐

종양은 영어로는 튜머(tumor), 매스(mass) 등으로 부른다. 엄밀하게 구별해서 쓰는 말은 아니지만 종양이 좀 작을 때는 '결절(nodule)'이라는 말을 쓰기도 한다. 몇mm까지는 결절, 몇mm부터는 종양이라는 원칙 같은 건 없지만 대체로 작은 것을 결절이라고 부른다. 유방이나 갑상선 쪽에는 작은 양성 종양이 워낙 많아서 결절이라는 말을 특히 많이 들을 수 있다.

사실 우리 몸에서 혹이란 자연스러운 것이다. 암이 아닌 양성 종양은 여러 가지 이유로 생기며 의외로 많이 볼 수 있다. 피부의 검은 점도 따지고 보면 양성 종양인 혹의 일종이라고 할 수 있다. '지방종'이라고 해서 지방층이 생긴 혹이 만져지는 경우도 있다.

미국 데이터에서 보면 여성이 평생 유방에 혹이 있다고 진단받을 확률이 90%라고 하고, 갑상선의 혹만 해도 열심히 초음파로 찾으면 60%까지 나온다고 한다. 혹이 있는 것은 자연스러운 것이지만, 덩어리가 너무 커질 때는 여러 가지 불편한 증세와 합병증을 만들 수 있기 때문에 수술 또는 시술로 없애는 것을 고려할 수 있다. 그러나 특별히 암이 의심되는 경우가 아니라면 추적관찰만 하는 것이 좋지 않을까 하는 것이 나의 생각이다.

희귀질환인 데스모이드 종양

좀 생소한 종양으로 100만 명 중에 2.3~4.2명 꼴로 발병하는 '데스모이드(Desmoid tumor)'라는 희귀질환이 있다. 근막이나 근육에 잘 생기는데 복강 내(장간막, 골반 내, 내장 벽)에도 생기고 팔다리, 어깨에도 생길 수 있다. 데스모이드가 특이한 것은 주변을 향해 공격적이고 침습적으로 자라난다는 암의 특징이 있는데, 조직검사 분류상 악성 종양, 즉 암은 아니다. 무엇보다 원격 전이를 하지 않기 때문이다.

그렇지만 이 종양은 치료하기가 꽤 까다롭다. 수술을 해서 제거해도 그 자리 또는 그 주변에서 재발을 잘 한다. 현대의학이 데스모이드에 대해 완전히 이해하고 있는 상황은 아니지만, 대부분 가족력과 상관없이 발병하고 복벽에 대한 수술이나 외상, 경구피임제 등이 발병과 연관이 있을 수 있다는 이야기가 나오고 있다. 조직 손상이 아마도 발병 원인이지 않을까 싶다.

데스모이드 종양을 절제할 때 주변 정상조직을 많이 포함시켜서 잘라내는 것이 가장 적절한 치료로 알려져 있는데, 재발률을 떨어 뜨리기 위해서 암을 치료하듯이 수술 이외에 항암과 방사선 치료, 호르몬 치료, 세포독성화학치료 등을 같이 하기도 한다. 복강 내에 생긴 경우에는 혈관이라든지 장으로 침범해서 결국에는 치료를 제 대로 하지 못하고 사망에 이르는 환자들도 있다. 때로는 결국 팔다 리를 잃어버리는 경우도 있는데, 빈번한 재발로 인해 계속 자르다 보니 그렇다.

데스모이드는 처음부터 수술이 어려운 경우도 있다. 수술할 때 크게 절개하고 완벽하게 다 괴사시키면 재발은 없을지 모르겠지만 그런 시도가 오히려 환자를 위험해지게 할 가능성이 있어서 근치 적 목적의 치료는 하지 못하고, 진통제 등의 약물을 쓰면서 성장을 더디게 하는 전략으로 경과만 보는 것이다.

30대 중반의 여성 환자가 좌측 쇄골 바로 밑에 약 2.6×8cm 크기의 데스모이드 종양이 있어서 내원한 경우가 있었다. 가볍게 닿기만 해도 아프고 팔을 움직일 때 심한 통증을 일으켜 일상생활 에 지장이 많다고 했다. 두 군데 대학병원에서 이미 세 차례 수술을 받은 경험이 있었지만, 이전에 수술한 절개선, 관을 삽입한 자리를 따라 재발을 반복했기 때문에 더 이상 수술을 받지 않겠다고 마음을 먹은 터였다. 하이푸 치료 후 2주가 지나면서 기존의 통증이 거의 사라져서 옷을 갈아입거나 엎드려서 눕는 등의 일상생활이 가능하게 됐다.

최근에 데스모이드 종양의 치료에서는 하이푸가 이슈가 되고 있다. 절개하고 꿰매는 게 아니다 보니 완벽하게 없앨 생각을 하기보다는 커지면 줄어들게 하는 것으로 컨트롤해 보면 어떨까 하는 발상으로 하이푸 시술이 시도되고 있다. 종양을 성나게 하지 않고 무리할 것 없이 관리를 잘 하는 쪽으로 치료의 방향을 바꾸는 것이 낫겠다는 생각인 것이다.

암은 당뇨, 고혈압 같은
만성질환이다

세포는 본디 어느 것이나 암으로 바뀔 가능성이 있다. 건강한 사람이라도 매일 3천~5천 개의 세포가 온몸 곳곳에서 암세포로 변한다고 한다. 그러나 암으로 변한 5천 개의 세포는 어김없이 체내 면역세포에게 퇴치되기 때문에 건강한 사람이라면 쉽게 암이 생겨나지 않는다. 가령 암으로 변한 세포가 한두 개 살아남았다 해도 그것이 일시에 암세포 덩어리가 되어 사람의 목숨을 빼앗는 것은 아니다. 암세포 하나의 탄생과 그것이 덩어리가 되고 종양으로 발달하는 것 사이에는 긴 시간이 걸쳐 있다.

게다가 인간의 몸에는 세포가 암으로 바뀌는 데 제동을 거는 암억제유전자가 있다. 종류도 다양한 암억제유전자는 암세포가 증식하는 동안 여러 단계에 걸쳐 제동을 건다. 이런 시스템이 말을 듣지 않을 때 세포는 무한한 증식능력을 얻어 암세포로서 첫발을 내딛는다.

그러나 또 암세포가 탄생해도 암이라는 질병이 발병하기까지는 상당한 시간이 걸린다. 갓 태어난 암세포가 한꺼번에 잇달아 폭발적으로 증식하는 것은 아니다. 대개는 암세포가 태어나면 바로 면역세포에 잡아먹혀 소화된다. 암이란 급성질환이 아니고 천천히 진행되는 병이라서 하나의 암세포가 생겨나서 사람의 생명을 앗아가기까지 평균 20년 정도가 걸린다고 한다.

암을 구별하는 법, 침윤되었느냐

암세포가 악성종양으로 바뀌는 것은 '침윤 작용'을 보고 판단할 수 있다. 암이 증식하면서 주변 조직 속으로 슬금슬금 파고 들어가 거기에서 수를 불려가는 것이다. 정상 세포 사이에서는 침윤이라는 것이 없다. 정상 세포는 자기가 속한 조직의 일부로서 존재하며 일정한 영역 내에서 인근 세포와 결합하고 생체 신호를 주고받는 교류를 한다. 어느 조직 속에 속한 정상 세포가 홀로 떨어져 소속된 조직을 떠나 이웃 조직 속으로 슬금슬금 칩입하는 일은 없다. 세포는 소속된 조직에서 인근 세포와 공동으로 행동하는 한 '양성'이다. 세포분열 과정에서 어떤 오류가 생기는 바람에 세포가 쓸데없이 과형성되어 혹 같은 덩어리가 생겨났다 해도 하나의 덩어리로서 독립된 영역을 형성하고 있다면 '양성 종양'이다.

그러나 그 종양에 속해 있던 세포가 인근 영역으로 슬금슬금 파

고들어가 두 조직의 세포가 혼재하는 침윤이 일어나면 '악성 종양'
이라고 판정한다. 병리학자는 조직과 조직 사이에 세포배열이 흐트
러졌는지, 다른 세포가 침입했는지의 여부를 보고 '암'을 판단한다.

그런데 암의 첫 단계는 칼로 베어서 생긴 상처 등을 복구하는 과
정과 꼭 닮아 있다고 한다. 상처가 아물 때 살점이 살짝 돋아오르는
것처럼 말이다. 예를 들어 위장 점막에 자꾸 상처가 나고 그것이 복
구되는 과정이 반복되면 미처 복구되지 못하고 흉터가 남는데 이
것이 암 발병과 관련이 있다는 것이다. 그래서 위장 내부에 그런 상
처가 생기지 않도록 자극성이 강한 음식이나 발암성 물질을 함유
한 음식을 피하라는 얘기가 나오는 것이다.

항암제와 방사선 치료의 효과?

소아암, 백혈병처럼 항암제만으로 치료가 되는 암도 있긴 하지
만, 항암제는 기본적으로 수술 전후에 보조적으로 쓰이는 것이 일
반적이다. 수술을 용이하게 만들기 위해 암 크기를 줄일 목적으로
쓰이는 수술 전 항암제도 그렇지만, 수술 후에 눈에 안 보이지만 혹
시 있을지 모를 암세포를 제거하기 위한 보조항암제도 끝을 알 수
있는 치료다. 그러나 전이나 재발 후 항암제를 쓰는 경우라면 치료
의 끝을 알 수 없기 때문에 환자를 지치게 한다. 특히나 간암이나
췌장암은 항암제가 잘 듣지 않는 편에 속하기 때문에 항암 치료로
고생하는 경우가 많다. 약에 내성이 생기면 그때마다 다른 약으로

바꿔줘야 한다.

　게다가 항암제 부작용이 심할 경우에 환자와 보호자는 항암제의 연명 효과와 저하된 삶의 질 사이에서 선택을 해야 한다. 그 때문에 많은 연구자들이 암을 만성질환과 같은 것으로 여기고 관리하는 것을 가장 이상적인 치료라고 생각하게 되었다. 고혈압, 당뇨, 아토피 같은 질병은 평생 관리해야 하는 것이지만 당장 목숨을 앗아가는 병은 아니다. 이처럼 암이 흉포하게 날뛰지 않도록 진정시키면서 '완전 타도'를 목표로 전면전을 외치는 대신, 악화되지 않는 것을 치료의 목표로 잡는 것이다.

　1980년대에 에이즈(AIDS)라고 하면 모두들 '죽는 병'이라고 여겼다. 한때는 원인도 모르는 불치병이었지만, 지금은 에이즈의 원인이라고 알려진 HIV(인체면역결핍 바이러스)에 전염되더라도 치료제가 많이 개발돼 있어 HIV의 증식을 억제하고 면역 기능을 회복시키는 방식으로 치료받을 수 있다. 에이즈가 이제는 만성질환처럼 관리되는 질병이 된 것처럼, 암 또한 관리하는 질병으로 목표를 잡자는 것이 나를 포함한 많은 사람들의 생각이다.

　암을 대하는 올바른 자세는 '끝까지 싸워서 이긴다'가 아니라 암과 '공생한다'는 것이 아닐까 생각한다. 병세가 빠르게 악화되는 진행암이 되지 않도록 노력하면서 종양이 커지지도 작아지지도 않는 상태에서 안정 국면에 들어선 것으로 만족한다는 것이다. 물론 이 대목에서 누군가는 다른 인생관을 보일 수도 있다. "나는 끝까지 파이팅하겠다"고 해도 된다. 그런데 암을 완치하는 결정적인 치료법은 존재하지 않는다는 것이 문제다.

현재 암의 표준치료는 항암제와 방사선으로 암을 축소시키고 수술로 암을 잘라내는 것으로 짜여 있다. 결정적인 치료법은 없기 때문에 그 대신 다양한 시도를 해보는 것이다. 이런 치료에 효과를 보지 못하는 환자도 있고, 치료에 반응을 보였다가 몇 년 후 재발, 전이가 된 환자도 있다. 수술로 떼어낸 후 CT, 초음파, 내시경으로 찾아봐도 육안으로는 볼 수 없는 미세전이 상태가 언제든 있을 가능성이 있기 때문이다. 수술로 종양을 잘라냈다 해도 세포 차원에서 암을 완전히 잘라낼 수는 없다. 수술 과정에서 세포 몇 개 또는 수백 개 수준의 적은 암세포는 남겨질 수 있다. 암세포가 정상 세포 뒤에 숨어서 살아남는 경우도 있고, 수술 과정에서 주변으로 퍼져나가 다른 자리에 정착할 수도 있다. 암 환자 치료 후에 마치 암이 사라진 것처럼 보여도 재발 가능성은 누구든 품고 있는 것이다.

또 기존 항암제에 내성이 생긴 사람도 많다. 일본 게이오대학 방사선 치료과 의사 곤도 마코토는 『암과 싸우지 마라』라는 책에서 암 임상 현장에서 환자에게 치료 효과보다는 고통을 주는 무리한 의료 행위가 많다는 것을 지적한다. 전이를 일으키지 않고 천천히 진행하거나 진행을 멈춘 '유사암' 또는 '가짜암'이 있으며, 극심한 부작용과 후유증의 고통을 겪으며 연명 치료를 하는 것보다 암 환자의 삶의 질을 개선하는 것이 우선되어야 한다는 것이다.

대형 공장처럼 돌아가는 병원들

역설적으로 의학이 발달함으로써 표준치료 범주에서 벗어나는 사람이 늘어나기도 한다. 기존에는 중병에 들어 종합병원(또는 대학병원)에 가면 얼마 못가 죽는 환자들이 많았다. 지금은 완치는 안 됐는데 사망하지도 않은 환자들이 늘어났다. 암 환자들이 죽지 않았지만 건강하지도 않은 상태로 오래 살다 보면, 호스피스 갈 정도는 아니면서도 여기저기 아프고 힘들어서 결국엔 '어떻게 좀 해주세요' 하는 눈빛을 하고 있다.

그렇지만 종합병원에서는 완화 목적이나 생명 연장 목적의 치료는 안 한다. 거기까지 관심을 가질 여력이 없다. 미국, 유럽은 우리와 같이 서울의 유명 종합병원(소위 말하는 '빅5')에 쏠리는 현상이 없다 보니까 암 환자 한 명에 대해 할애할 수 있는 시간이 많다. 미국은 암 환자 보호자들에 대해 정신과 치료라든가 심리 상담 등의 서포트가 잘 돼 있는데, 우리나라는 암 환자 보호자들의 피폐해진 삶에 도움을 주는 것이 없다.

협진 개념도 기대할 수 없다. 특정 진료과목에 진료 접수를 하고 의사와 상담을 받다가 다른 부분에 대해서 물어보려면, 다시 어느 과에서 그걸 담당하는지 알아보고 긴 시간을 기다려 마치 처음 병원에 온 사람처럼 접수 과정을 거쳐야 한다. 의사들은 자신의 전공과 다른 환자의 증상에 대해서는 관심을 가질 여력이 없다. 겉으로는 협진 틀을 갖추었을지 모르지만 실제로는 협진이 이루어질 수 없는 시스템이다.

빅5 병원에 건강보험 진료비 쏠림 현상이 심각한 것은 매년 언론에서 지적되고 있는 문제다. 국민건강보험공단이 발표한 '2015 건강보험 주요 통계'에 따르면 2015년도 건강보험 총 진료비는 57조 9,593억 원인데 건강보험공단이 부담한 요양급여비는 43조 3,449억 원으로 74.8% 급여율을 나타냈다. 이 중 43개 상급종합병원의 요양급여비 총 지급액은 7조 2,274억 원으로 나타났으며, 수도권 빅5 병원이 차지하는 비중은 34.7%에 달했다.

대기업이 종합병원에 진출하고 영향을 미치기 전까지 대학병원은 학구적인 분위기에서 의술에 집중했다. 그러나 지금은 너무나 많은 사람들이 대학병원에 몰리다 보니까 의료진들은 바빠졌고 환자들은 제대로 케어를 받지 못하는 악순환에 빠지고 있다. 우리 몸을 통합적인 관점에서 봐주는 것은 꿈도 꿀 수 없다. 예를 들어 항암제를 주로 쓰는 혈액종양내과에서는 오로지 모든 치료를 항암제로 권한다. 환자에게 선택지란 없다. 어떤 때는 어이없을 정도로 무리하게 과진료를 하기도 한다. 약을 독하게 쓰거나 불필요한 남용을 하는 경우도 있다.

소위 말하는 빅5 쏠림 현상은 반드시 막아야 한다. 현재로서는 환자 한 명에 긴 시간을 할애하면 진료가 마비될 상황이기 때문이다. 이런 환경이라면 괜히 억울하게 환자들만 피해를 입을 수 있다. 2015년 중동호흡기증후군(MERS) 환자가 나왔을 때도 종합병원에 환자가 생기자마자 병원을 폐쇄했어야 했다. 수익률 때문에 결정을 질질 끌었던 도덕적 해이는 변명의 여지가 없을 것이다. 그러나 발병이 알려진 후에도 환자들이 그 병원에 쏠렸다는 건 참 씁쓸한 이야기다.

자신의 거주지가 지방이라면 빅5가 아니라 그 지역의 대학병원으로 가는 것이 가장 좋다고 본다. 전남대, 경북대 등의 대학병원도 실력은 훌륭하다.

아는 만큼 예방한다,
한국인의 5대 암

　2017년 국립암센터의 자료에 따르면 우리나라 국민들이 기대 수명(남자 79세, 여자 85세)까지 생존할 경우 암에 걸릴 확률은 남자는 5명 중 2명(38.7%), 여자는 3명 중 1명(33.1%)이다. 이런 통계치를 들었을 때 사람들은 '암에 걸렸을 때 어떤 치료를 받을 수 있나? 치료비용은 어떻게 마련할 것인가?'를 우선적으로 생각하는 것 같다.

　그런데 진행이 느리고 예후가 좋은 암이라면 모를까 생명을 위협하는 암은 증상이 있어 병원에 가고 진단을 받았을 때는 이미 상당히 진행된 상태이기 십상이다. 정기적인 암 검진을 통해 조기 발견하면 조기 치료할 수 있다고 해도 놓치는 경우가 많은 것이 현실이고, 완치가 됐다 해도 다시 암을 유발할 수 있는 생활습관을 바꾸지 않는다면 근본적인 대책은 될 수 없다.

　암은 다세포생물의 숙명이라고도 이야기한다. 암에 걸렸던 경험이 있든 없든 누구라도 언제든지 암이 생길 수 있다. 암을 진정 예방하고 싶다면 생활습관부터 점검해야 하지 않을까. 더불어 내 몸을 우선 알아야 한다. 여기서는 종양이나 암이 잘 생기는 장기에 관해 짚어보려고 한다. 자기 몸에 대해서 이해하고 있으면 질병을 대하는 마음이나 예방 측면에서도 유리할 것이다. 한국인의 5대 암순위는 해마다 발병률이 달라지긴 하지만, 여기서는 폐암, 간암, 대장암, 위암, 췌장암을 5대 암으로 보고, 암 환자들 치료 사례와 함께 주요 장기들을 힘들게 만드는 원인들을 살펴보려고 한다.

담배와 미세먼지, 폐는 힘들다

췌장암도 그렇지만, 폐에 암이 생기면 치료가 어렵다.

페이 닥터 시절부터 나는 하이푸 시술을 해왔고 지금은 2,000사례가 넘는 하이푸 시술 경험을 갖고 있는 터라, 항암과 방사선 치료에 지친 꽤 많은 환자들이 이리저리 알아보다가 물어물어 우리 병원을 찾아오곤 한다. 그렇다 보니 우리 병원에 내원하는 폐암 환자들 중에 원발성 폐암은 그리 많지 않다. 처음 하이푸 시술을 할 때부터 폐암이나 간암 환자는 전이암 환자가 많았다.

우리 몸은 순환을 하기 때문에 암이 생기면 전이도 잘 된다. 심장에서 폐로 혈액을 주면 폐는 산소를 채워서 다시 심장으로 보내고 이것이 전신으로 보내진다. 이 때문에 간암에서 폐로 전이되는 환자가 참 많다.

간암 폐 전이 환자를 치료할 때는, 간에 대해서는 하이푸로 치료하고 폐에 대해서는 동맥내 항암 치료를 병행한다. 초음파는 공기를 통과하지 못하기 때문에 폐가 흉곽에 붙어버려 공기를 밀어낸 특이 사례가 아니라면 폐에 하이푸 치료를 직접 하는 경우는 거의 없다. 그런데 이렇게 병행치료를 하면 암 때문에 생긴 기침들을 많이 없애주기 때문에 환자들은 편안해진다. 완화 치료로서, 더 이상의 진행을 막아주는 역할로서 상당한 효과를 보고 있다.

간암 색전술을 여섯 차례 하고 결국 폐로 엄청나게 많이 전이됐던 환자 사례가 기억이 난다. 기침하고 피를 토하는 등 많이 괴로워하던 환자가 동맥내 항암 치료 하루 만에 기침이 다 사라졌다. 상당히 즉각적인 반응이었다. 다음날 하이푸 치료를 했는데 좀 세게 초음파를 쐈다. 6개월이 지난 후 확인해 봤을 때는 암이 드라마틱하게 많이 줄어들었고, 이후에 골프도 치면서 일상생활을 잘 하고 있다는 연락을 받았다.

폐와 관련해서 우리가 조심해야 할 것은 담배와 미세먼지다.

보통 담배는 폐암의 원인으로만 생각하지만, 가장 경각심을 가져야 할 건 만성 폐쇄성 폐질환(COPD: Chronic Obstructive Pulmonary Disease)이다. 폐의 비정상적인 염증감 때문에 폐가 제 기능을 못하는 질병으로, 마치 육지에서 익사하는 것과 같은 상태가 된다. 산소 교환이 잘 안 돼서 호흡곤란을 유발하며 폐 기능이 저하되는 것이 특징이다. 숨 쉬기 힘들고 헐떡거려서 걸을 수도 없기 때문에 혼자서는 화장실도 못 간다. 중환자실에서 인공호흡기를 달았다가 좀 좋아지면 퇴원하기를 반복했다가 사망하는 경우가 많다.

예전에 의대생이던 시절 내가 제일 처음으로 임상 실습을 했던 환자가 만성 폐쇄성 폐질환 환자였다. 거친 숨을 몰아쉬며 힘겹게 말하던 모습이 기억난다. "평생 열심히 일해서 아파트 한 채를 샀는데 빨리 병원에서 벗어나 그 집으로 돌아가서 살고 싶다"는 것이다. 내가 있는 동안에 임종을 목격하진 않았지만 결국 그후로 사망했을 것이라 생각된다. 어찌 보면 폐암보다 더 무서운 질환이라고도 할 수 있다. 순환이 되지 않고 기류가 왔다갔다 하지 못하기 때문에 막혀 있다고 해서 '폐쇄성'이라는 말이 붙는다.

폐는 식생활보다는 생활환경과 직접적으로 관련돼 있다. 중국발 미세먼지가 수십 년 내에 폐암 발생률을 높이지 않을까 많은 전문가들이 걱정하고 있다. 폐는 시간당 평균 850회, 매일 2만 200번의 호흡을 한다. 산소와 이산화탄소를 서로 교환하는 센터라 할 수 있다. 이 호흡 과정에서 우리 몸속 노폐물과 독성물질도 함께 배출된다. 우리가 숨을 내쉴 때 그 숨 속에는 이산화탄소가 함유되어 있어 인체의 pH 균형을 잡아주고 폐의 압력을 낮춰 폐가 건강하게 작동하도록 해준다.

폐의 이런 해독능력을 방해하는 수많은 장애물들 중에 가장 큰 것이 지나치게 많은 독성물질을 호흡하는 것이다. 담배 연기가 그중 대표적이며 고농도 미세먼지(PM)도 오염된 공기를 통해 흡입

된다. 코와 목의 필터기관을 통과해 폐에 들어가면 심각한 건강 문제를 야기할 수 있다. 면역 기능을 지속적으로 약화시키고 폐섬유증 같은 치명적인 질환을 유발할 수도 있다.

문제는 담배는 피할 수 있다 쳐도 미세먼지는 어쩔 수가 없다는 것이다. 그럼에도 불구하고 일상생활 속에서 쉽게 실천할 수 있을 만한 폐 건강법을 정리해 보았다.

- 향수는 얼굴에 직접 뿌리지 않고, 꼭 필요할 때만 사용한다.
- 화학세척제는 가능하면 사용하지 않는다. 유칼립투스오일 같은 비독성 대체물질을 사용한다.
- 이불과 베개는 정기적으로 햇볕에 소독해서 곰팡이와 집먼지진드기를 줄인다.
- 비타민 C가 풍부한 음식을 자주 먹고, 특히 배를 자주 먹는다.

B형 간염이 간암으로 발전한다

전세계적으로 흔하게 나타나는 질병 중 하나인 간암은 40, 50대 남성에게서 주로 발생하며 특히 B형 간염 바이러스 보균자, 간 경화증, 수혈을 받은 적이 있는 남성일 경우 위험성이 높아진다. 대한민국 전체 암 환자의 10%를 차지하는 간암은 사망 원인 2위다.

간암의 진단은 임상의 소견과 방사선 검사, 조직검사 소견 등을 종합해서 내린다. 간암의 진전 상태와 동반되는 질환에 따라 외과적 절제가 가능한지 판단하는데 대부분 증상이 없었던 경우가 많다. 상복부 통증, 복부 팽만, 체중 감소, 전신 무기력 등의 증상이 있다면 간암을 의심해 봐야 한다. 그중 간암 환자의 3~4%는 종양이 저절로 터져서 복강 내 출혈을 일으키는 바람에 응급실로 실려 오는 경우이다.

OECD(경제협력개발기구) 국가 중에서 대한민국은 간암 사망률 1위를 차지한다. 대부분의 사람들은 간암 판정을 받으면 6개월을 못 넘기는 것으로 알고 있는데, 환자의 약 6% 정도는 5년 이상 생존하는 것으로 알려져 있다. 이처럼 엄청난 사망률을 보이는 간암을 예방하기 위해서는 반드시 3개월~1년에 한 번 이상 혈청알파피토단백 검사, 초음파 검사 등을 정기적으로 받아야 한다.

그러나 간은 '침묵의 장기'라고도 부른다. 손상 받고 있어도 증상이 나타나지 않는 경우가 많다. 초기 간암일 경우에는 수술 등의 적극적인 치료로 좋은 결과를 얻을 수 있다. 간이 피해를 많이 입었다면 영양공급 부족으로 인해 전신 권태감, 식욕 부진, 구역질, 위장 불쾌감의 증상이 나타날 것이다. 특히 황달이 나타났다면 100% 간장에 이상이 있다고 봐야 한다. 간은 위나 장처럼 간단한 방법으로 진단할 수 없으며 여러 가지 증상에 따라 검사법을 택한다. 혈액에 의한 간 기능 검사, 요검사, 복강경 검사(안쪽은 불가능), 조직검사(일명 생검), CT 스캐닝 등을 실시하며 암이 진행되면 간이 부어올라 횡경막 위를 압박하기 때문에 X레이로 판단하는 경우도 있다.

간암을 이야기할 때 B형 간염이 많이 회자되는 것은 그만큼 직접적으로 원인이 되기 때문이다. B형 간염은 바이러스다. 박테리아는 완결된 세포 단위라면 바이러스는 완결된 세포가 아니라 숙주 세포 안에 DNA가 들어가는 것이다. 숙주 세포 DNA에 자기 세포 DNA를 섞어서 복제를 하는데, 그러다 보면 숙주 세포의 DNA에 변성과 손상이 오고, 이것이 누적되다 보면 암의 원인이 된다.

원발성 간암의 예방은 간염의 예방과도 맥을 같이 한다. 40대만 살펴봐도 간염의 수직감염이 많다. 나의 사촌동생도 모자감염이 됐던 사례다. 모자보건이 잘 안 되어 있던 시절에 태어난 세대들이 비교적 이른 나이에 간염이 생긴 경우가 많다. 우리 병원에도 35세의 간암 말기 환자가 내원한 적이 있는데 젊은 나이에 간암이라면 십중팔구 수직감염이다.

원발성 간암이 가장 창궐하는 나라는 동남아시아와 아프리카다. B형 간염이 많기 때문인데, 모잠비크라는 나라는 비교적 이른 나이에 발병한다고 알려져 있다. 간암에 걸린 사람의 50%가 30대 이하라고 하니 충격적인 수치. 이것은 모자보건의 문제인데, B형 간염이 워낙 많다 보니까 수직감염도 많다. 어차피 B형 간염이란 간 세포에 DNA 손상을 줘서 생기는 것이기 때문에 그런 손상에 노출될 기회가 많을수록 감염은 많다.

반면 일본에서는 B형 간염이 많이 없어서인지 주로 성 접촉에 의해 감염된다는 인식이 있다. 일반인들의 상식으로 일본에서 B형 간염은 성병의 일종이다. 우리나라처럼 술자리에서 잔을 돌린다든지 덜어먹지 않고 같이 숟가락으로 떠먹는 등 일상생활에서의 문제로 감염될 수 있다는 인식이 없다. 어떤 일본인은 한국에 유학 왔다가 B형 간염에 걸렸는데, 인식의 차이 때문에 와이프에게 이혼 당할 뻔했다는 얘기를 들었다. "너 한국 가서 나쁜 짓 했지?" "아냐. 한국은 술 자리에서 서로 술잔을 돌리고 그래. 그러다가 걸렸어." "거짓말하지 마." 이런 식이다.

태어나자마자 B형 간염 예방접종을 하는 요즘 같은 시대에는 모자보건의 문제보다는 다른 것이 문제가 될 수 있다. 바로 문신을 통해 감염되는 경우다. 요즘 젊은이들은 미용으로도 문신을 많이 하기 때문에 주의가 필요하다.

원래 문신샵은 법적으로 따지자면 불법이다. 피부에다 상처를 내는 것이기 때문에 의사가 아닌 사람이 하는 것은 불법이다. 만약 B형 간염 환자에게 문신을 새기던 도구를 다른 사람에게도 쓴다면 감염될 소지가 있다. 1회용 도구라면 예방이 되겠지만 그것이 엄격하게 관리되지 않는 것이 현실이다. 그런 환경 하에서라면 우리나라도 B형 간염 환자가 많기 때문에 문신을 통해 감염될 수 있다.

미국의 경우에는 문신, 마약주사를 통해 간염이 감염되는 경우가 많다. 마약주사는 구하기가 힘들기 때문에 쓰고 또 쓰는 경우가 많다. 안젤리나 졸리도 C형 간염이 많이 진행된 상태라고 한다. 과거에 헤로인 등을 투약하면서 오염된 주사를 사용했거나 문신, 피어싱 등을 하면서 감염됐을 것으로 추측하고 있다. C형 간염은 증상이 없는 것이 가장 큰 특징이라 급성으로 감염 후 자연회복으로 가지 않고 만성 간염으로 진행될 확률이 70~80%다. 이 중 20~30%는 간경변증으로 진행된다.

유럽 쪽에서는 문신할 때 쓰는 염료들이 중금속 함유가 많다는 기사도 있었다. 문신한 사람들이 문신을 안 한 사람에 비해 발암률이 높다는 통계 자료가 있다. 우리나라의 경우에는 문신을 하고 나서 패혈증에 걸리는 경우가 있다. 타투 등으로 인터넷 검색을 하면 문신 후 염증이 생겨 고름이 생긴 사진을 올린 페이지가 함께 나온다. 이런 현상들을 예방하려면 문신을 하고 난 후에는 항생제를 꼭 맞는 게 좋다. 타투샵에서 문신을 했다면 근처 병원으로 가서 처방전을 받아 항생제를 며칠 먹을 것을 권한다.

술, 담배에 간은 혹사당한다

B형 간염 외에 간 건강에서 주의해야 할 것은 술과 담배다. 둘 다 독성물질이기 때문에 필터작용을 하는 간이 해독하다가 지쳐버릴 수 있다.

간이란 혈관 시스템이 특이한 장기다. 우리가 음식물을 섭취하면 장에서 정맥을 통해 영양분을 빨아들이는데 이때 간으로 먼저 간다. 그렇지만 거기에는 영양분만 있는 것이 아니라 독소도 있기 때문에 간에서 독소는 해독을 하고 영양분은 대사 과정을 통해 정리가 된다. 간은 포털 시스템이라고 하는데, 보통의 세포들은 동맥에서 영양분을 얻지만 간세포는 이와 다르게 중요 에너지원의 80%를 정맥 시스템에서 얻는다. 다른 장기와는 좀 다른 혈관 체계라서 이 정맥 시스템을 '문맥'이라고 따로 칭한다.

간은 하는 일이 많은데 대체로 다음과 같이 정리할 수 있다.

- 문맥을 통해서 에너지 대사를 한다. 장에서 흡수된 영양분을 에너지로 만들어서 필요한 장기로 보낸다.
- 간은 거대한 필터로서 해독 작용을 한다.
- 담즙을 생성한다. 소화효소를 만들어 소장으로 보낼 준비를 한다.
- 탄수화물(글루코오스), 지방, 지용성비타민 생성에 관여하는 대사 과정이 간에서 이루어진다.
- 지혈 인자를 생성한다. 그래서 간이 나빠지면 전반적으로 지혈이 잘 안 된다.

술, 담배 이외에도 간을 위해 조심해야 할 것이 아플라톡신(aflatoxin)이라는 곰팡이다. 땅콩, 콩, 쌀 등 곡류를 저장하는 과정 중 자라나는 곰팡이인데, 이것이 간에 독성물질이 되어 암이 되는 경우가 있다. 언론 기사 중에 "메주 만드는 회사에서 아플라톡신이 기준치를 넘어 검출되어 전량 회수되었다"라는 내용을 볼 수 있다.

우리나라 전통식품이고 항암 효과가 있다는 메주가 독성 물질이 된다면 이건 정말 골치아픈 일이다. 한때 우리나라에 간암이 상당히 많을 때 미국 선교사가 내한해 조사해 보고 메주와 된장 때문에 간암이 될 위험이 많다고 얘기한 적도 있다. 거기에 대해서는 너무 과도하게 비난받는 게 아니냐며 부정하는 사람들도 많이 있었다.

그래도 메주를 공장에서 만드는 경우에는 아플라톡신 규정치를 측정하는 관리라도 받을 수 있지만, 집에서 만드는 메주는 기준치를 넘었는지 어떤지 알 수가 없을 테니 더욱 문제일 것 같다는 생각도 든다.

전이가 잘 되는 간암의 치료

요즘에는 국가적으로 모자보건에 신경을 쓰기 때문에 분만하는 산부인과에서 B형 간염 예방주사를 접종하지 않으면 법적으로 문제가 될 정도다. 그러므로 앞으로 젊은 원발성 간암 환자는 줄어들 것으로 보인다. 그렇지만 전이성 간암은 암 치료가 잘되면 잘될수록 암 환자들이 오래 살기 때문에 역설적으로 환자 수가 늘어날 것으로 보인다. 암 환자의 생존주기가 길어질수록 전이성 간암은 늘어날 수밖에 없다. 현재도 원발성 간암보다는 전이성 간암이 많다.

간은 왜 전이가 잘 될까? 암의 전이는 혈관이나 림프절의 연결과 관련이 있다. 특히 대장암이 간으로 전이되는 경우가 많은데, 대장과 간은 문맥(portal vein)을 통해 직접 연결되어 있기 때문에 혈관을 타고 전이가 잘 되는 것이다. 그리고 간은 대사 등에 관여하기 때문에 중간에 다른 장기와의 중개 역할을 하는 탓도 있다.

암이 전이되면 무조건 4기라고 말한다. 4기암은 전신암으로 보기 때문에 국소 부위 수술은 아무리 열심히 해도 의미가 없다고 본다. 그런데 이 대장암의 간 전이 사례만은 예외로 볼 수 있다. 물론 전이가 심하게 됐을 때는 수술을 못하지만, 국소적으로 전이가 됐을 때는 대장암 수술을 하면서 간도 같이 잘라내면 비교적 예후가 좋다. 간의 특징 중에 하나가 재생능력인데, 암 제거를 위해 간을 일부 잘라내도 다시 생길 수 있기 때문이다. 환자의 간 기능에 따라 수술을 할 수 있을지 여부는 달라지기 때문에 복잡한 검사를 거치는 절차는 필요하다. 간을 얼마만큼 잘라냈을 때 남은 간이 어느 정도의 기능을 할지 판단해야 하기 때문이다.

간 건강을 측정하는 수치들

국가대표 축구선수가 출연한 광고 중에 "간 때문이야~ 간 때문이야~ 피곤은 간 때문이야~"라는 광고가 있다. 만약 병원에서 그런 식의 광고를 했다면 허위광고라고 해서 의료법에 걸릴 것이다. 제약회사는 의료법의 관리를 받지 않기 때문에 그런 카피가 나올 수 있는 것이다.

신체가 피곤해지는 이유에는 여러 가지가 있다. 만약 간 때문에 피로할 정도라면 간이 엄청나게 망가져 있는 경우다. 피곤한 건 전신의 문제로 봐야 할 것이다.

현대인의 간 건강을 위협하는 것으로는 술, 담배, 아플라톡신 외에도 비만, 급격한 다이어트, 운동할 때 먹는 단백질 파우더 등이 있다. 몸짱 만들기가 유행하면서 근육운동과 함께 단백질 보충제, 프로틴을 먹는 사람들이 급격히 늘었다. 그러나 이 단백질 보충제는 첨가물이 많이 들어간 변성된 단백질이기 때문에 건강에 그다지 좋지 못하다. 지방간을 만들며 심하면 간 손상도 가져오는 데다가 콩팥에도 부담을 준다.

건강검진을 할 때 간 수치를 측정하면서 가장 많이 보는 것은 감마GTP, AST, ALT, 황달 수치다.

- 감마GTP(감마글루타밀 트랜스펩티다제) : 간에 다수 존재하는 담도계 효소. 알코올에 민감하게 반응하는 성질을 갖고 있기 때문에 이 수치가 높다면 '술을 많이 마셨구나' 판단할 수 있다. 음주 습관이 있거나 알코올성 간 장애가 있으면 이 수치가 상승한다.

- AST(아스파라긴산 아미노트랜스페라제, GOT) : 간을 중심으로 심장, 근육 내에 존재하는 효소. 이 수치가 높다면 간염이 의심되며, 가슴 통증이 동반된다면 심근경색 등을 의심해 볼 수 있다. 심한 운동으로 근육에 염증이 생기면 이 수치가 올라가는 경

우가 있다.

- ALT(알라닌 아미노트랜스페라제, GPT) : 간세포에 많이 함유되어 있는 효소. 어떤 이유로 간세포가 파괴되면 혈액 중에 유출된다. 이 수치가 높으면 간염 등으로 인해 간세포가 많이 파괴된 것이다. 요즘엔 지방간이 많아졌는데 술과 비만으로 인해 간의 손상, 염증이 빈번해졌다고 볼 수 있다.

- 황달 수치 : 간이 진짜 많이 파괴되면 아예 간 수치가 잘 안 올라가기도 한다. 더 이상 깨질 게 없다는 뜻이다. 그럴 때는 황달 수치만 무척 올라가는데, 황달 수치가 올라갔다면 대체로 병이 중할 때라고 본다(내과적 황달). 생후 2, 3일 때 오는 생리적 황달을 제외하고 황달 수치가 올랐다면 바로 전문의와 상담해야 한다. 담석, 종양 등 여러 가지 원인으로 담도가 막혔을 때 오는 외과적 황달도 있다.

비만과 암은 여러 가지로 상관관계가 있다. 암 예방을 위해서라면 체중관리는 꼭 해야 할 필수사항이다. 나도 예전에 80kg이 넘어갈 때가 있었는데, 그때는 간 수치가 꽤 높았다. 또 급격하게 살을 뺄 때도 간 수치가 영향을 받는다. 갑자기 살을 빼는 것도 간에 스트레스를 주기 때문에 한 달에 3kg 정도를 목표로 하는 것이 좋다. 가끔 광고를 보면 연예인이 나와서 "한 달에 10kg 뺐어요, 일주일에 3kg 빼줍니다"라고 할 때가 있는데 의학적으로 한 달에 10kg씩 빼는 것은 간에 큰 부담이 될 수 있어서 위험하다고 본다. 게다가 어떤 약제를 먹으면서 뺀다면 더욱 위험해질 수 있다.

매일 먹는 것이 바로 나의 컨디션! 대장암과 위암의 예방

대장암은 다양한 증상을 일으킬 수 있지만 특별한 증상은 없다. 아무런 증상이 없었는데 대장암 진단을 받는 경우도 상당하다. 평소의 배변 습관과 달리 변비나 설사가 나타나서 상당 기간 계속될 때, 대변에 피가 섞여 나올 때, 잔변감이 있을 때, 배가 자주 아플 때 40세 이상이라면 대장암을 의심해 볼 수 있다. 그런데 이런 증상들은 다른 질환에서도 나타날 수 있는 흔한 증상이라 정확한 것은 검사를 통해서 알 수 있다.

대장암 예방을 위해서는 비타민, 미네랄, 식이섬유가 많이 든 채소를 매일 챙겨먹어야 한다. 이른바 3백(白) 음식으로 꼽히는 백미, 밀가루, 설탕은 과식과 비만을 피하기 위해서라도 대폭 줄이는 것이 현명하다. 당연한 얘기로 들려서 실천하기 더욱 힘들겠지만, 술, 담배를 끊고 운동을 습관화하는 것은 만병 퇴치의 가장 기본이다. 운동할 시간이 없다면 엘리베이터 대신 계단 오르기나 한 정거장 먼저 내려서 걷기를 실천해 보기를 권한다.

암에 관한 이야기 중 유명한 것은 심장이나 소장에 암이 생기는 경우는 드물다는 것이다. 심장암은 드물게 '육종암(쌀코마)'이라고 해서 근육에 생기는 암이 있다. 그런데 보통의 경우 심장은 암이 생길 여유가 없는 곳이다. 만약 심장에 암이 잘 생기는 체질이 있었다면 유전적으로 취약하므로 후손을 남기기 전에 죽었을 것이다. 그보다 주목할 만한 것은 소장암은 드물다는 것이다. 소장에는 인체 중 가장 많은 면역세포가 있어서 암이 잘 안 생기는 것으로 본다. 그만큼 암에 있어 면역이 중요하다고 생각할 수밖에 없다. 기스트 (GIST)라든지 십이지장암이라든지 종양이 발견되는 경우가 간혹 있지만, 다른 장기의 암과 비교하자면 거의 뭔가 안 생기는 곳이다. 위치상 소장은 내시경을 하기 힘든 곳이기도 하다.

한편 위암은 냉장고 보급률과 그래프가 역행한다고 알려져 있다. 미국 같은 경우 1940년대 냉장고가 보급되면서 위암 발생률이 내려갔다고 한다. 음식이 제대로 보관되지 않았을 때 생긴 독성이 위암을 발생시켰을 것으로 본다. 그러다 보니 경제력이 상대적으로 낮은 나라가 위암이 많다. 아프리카, 서남아시아 등지에 위암 환자가 많은 것은 그런 이유다.

위암 예방을 위해서는 술, 담배를 피하는 것 외에도 위염을 일으키는 헬리코박터 파일로리균에 대한 검사와 치료를 하는 것이 중요하다. 위액은 원래 높은 산성인지라 대부분의 병균들은 사멸하는데도 헬리코박터는 이런 환경에서도 생존할 수 있다고 알려져 있다. 잔을 돌려마시거나 국을 함께 떠먹는 식습관 때문에 특히 한국인들은 60~70%가 보균자일 정도로 많다고 한다. 헬리코박터는 만성위염을 유발하고 다시 이것은 위암의 발생률을 높이기 때문에 주의가 필요한 것이다.

이밖에도 숯불에 탄 고기, 가공육, 짜게 먹는 습관 등이 위암을 일으키는 원인으로 지목되고 있는 것들이다. 그런데 대장암과 위암은 조기 발견했을 때 생존율이 90%까지 높으므로 조기검진이 권장되고 있다.

췌장암의 가장 흔한 원인은 흡연

췌장은 내분비기관이기도 하고 외분비기관이기도 하다. 소화효소를 십이지장으로 내보내는 외분비기관이며, 당뇨병 때문에 많은 사람이 알고 있듯이 인슐린 대사를 하는 내분비기관이다.

췌장은 머리, 몸통, 꼬리로 나뉘는데 머리 쪽에 암이 제일 많이 생긴다. '선암'이라고 부르는데, 전체 췌장암의 90%를 넘는다. 가장 흔한 증세가 황달이며, 성악가 루치아노 파바로티가 선암으로 사망했던 것으로 유명하다. 췌장암의 원인은 아직 많은 것이 밝혀지지 않았지만 현재 알려진 가장 흔한 원인은 담배다.

췌장 머리 부위는 십이지장, 담도와 붙어 있는데 이 부위에 암이 생기면 담도를 막아 황달이 잘 생긴다. 담즙이 나오는 담도와 췌장액이 나오는 췌도는 십이지장에서 만나는데, 췌장암이 생겨 머리 쪽을 점령하면 담도도 같이 막히기 때문에 황달이 오는 것이다. 또 췌장암은 통증이 너무나 심해서 힘들다. 후복막 신경을 압박해서 생기는 통증인데, 심한 사람들은 누워서 잠들지 못하는 경우도 많아서 환자들에게 너무나 절실한 문제가 된다.

애플의 스티브 잡스는 선암이 아니라 드물게 생기는 신경내분비암(췌장 섬세포암)이었다. 신경내분비세포에서 생겨나는 암인데, 수술을 일찍 했으면 생존했을 가능성이 크다. 나른 췌장암과는 달리 예후가 좋은 편인데 수술을 안 하겠다고 버티던 스티브 잡스는 뒤늦게 수술을 받았고 결국 사망에 이르렀다. 우리 병원에 내원했던 환자 중에는 췌장 신경내분비암으로 하이푸 시술을 받은 23세의 남성 사례가 있다. 수술 후 간으로 전이되었지만, 속도가 느려서 아직은 잘 살고 있다.

췌장의 몸통과 꼬리 쪽에 생기는 암은 예후가 많이 안 좋다. 췌장 꼬리 부위 암은 황달과 같은 증세가 없기 때문에 췌장 머리 부위 암에 비해 늦게 발견하는 경향이 있고 대부분 전이가 된 다음에 발견하기 때문에 수술을 못하는 경우가 대부분이다. 수술 방법은 췌장 머리 부위에 비해 쉽지만 늦게 발견하기 때문에 결과적으로 수술을 할 수 있는 경우가 별로 없어 대개 항암 치료만 하게 된다.

사실 췌장암이라고 하면 성장이 빠르고 전이가 쉽게 이루어지기 때문에 어느 부위에서 생겼든 예후는 다 안 좋긴 하다. 진단 시점으로부터 5년 이상 생존할 확률이 5% 미만이다. 근치적인 치료를 기대할 수 있는 유일한 방법이 수술이지만, 수술을 할 수 있는 경우는 전체의 15~20%에 불과해 최악의 암으로도 불린다.

췌장암 수술을 할 때는 휘플이라는 절제술에 들어간다. 위를

4분의 3 자르고, 담낭도 자르고, 소장의 상당 부분을 자르고 난 뒤 이어붙이고 재구성을 해줘야 하는 어려운 수술이다. 수술 합병증도 많고 수술로 인한 사망도 있다. 췌장 꼬리쪽 암이라면 비장과 췌장 몸통을 자르는 수술을 하는데, 꼬리쪽 암은 대부분은 수술이 불가능한 경우이다.

간암은 수술이 안 되면 색전술이나 다른 방법들을 시도해 볼 수 있는데, 췌장암은 주로 젬시타빈을 기반으로 하는 항암 치료를 받는다. 젬시타빈 기반 항암이 실패하거나 간 전이가 된 경우에는 폴피리녹스를 쓰기도 하는데 부작용이 좀 심한 편이다. 젬시타빈 치료를 할 때는 매주 한 번씩 3주간 주사를 맞는데, 4주차는 휴지기라고 해서 한 주 항암을 쉰다. 유럽의 하이푸 센터에서는 항암 휴지기 때 하이푸를 한다. 하이푸가 항암 효과를 증가시킨다고 생각하기 때문에 항암과 하이푸를 병행하는 프로토콜을 쓴다.

췌장암일 때 수술을 못하는 가장 큰 이유 중 하나는 췌장 머리쪽 주변에 있는 상장간막동맥을 암이 둘러싸기 때문이다. 소장과 대장에 혈액 공급을 해주는 동맥인데 암이 침범해 있으면 같이 잘라내야 하는 상황이지만 그 동맥을 자르면 장이 썩는다. 따라서 4기 암이 아니어도 수술은 할 수 없다. 이럴 때 하이푸를 하면 수술에 버금가는 효과를 얻는다.

최근 해외에서 하이푸 시술을 간암보다 췌장암에 더 많이 시행하고 있다. 하이푸 시술을 할 때 열로 암을 지지면 신경 쪽에서 암

세포에 의해 자극돼 있는 것들이 완화되면서 통증이 없어지기 때문이다. 췌장암 환자에게 신경차단술을 썼을 때는 그다지 효과가 없었는데, 하이푸 시술을 하면 신경만 막는 것이 아니라 암을 죽이면서 부수적으로 통증을 없애는 것이기 때문에 효과가 크다. 우리나라에서는 하이푸가 간암과 자궁근종에만 허가가 나 있는 상태라 아직 보편화되기 전 단계이지만, 외국에서는 이제 하이푸가 췌장암의 주 치료법이 될 전망이다.

췌장은 장이 앞을 가리고 있어서 초음파로 볼 때도 잘 안 보인다. 장에 가스가 차 있거나 배가 많이 나온 환자는 췌장 자체를 식별하기 어려운 경우도 있다. 이미 CT에서 암이 보였다면 웬만하면 예후가 안 좋을 것이다. 위암이나 대장암은 조기에 진단이 잘 되기도 하고 조기에 진단받았다면 예후가 좋은데, 췌장암은 이미 CT에서 보일 정도면 늦었다고 볼 수 있다. 이미 퍼져 있는 것이다.

내가 알고 있는 췌장암 환자 중에 가장 예후가 좋았던 사례는 병원의 경비 반장이었는데, 특수한 경우였다. 담낭 결석 때문에 담낭 제거 수술을 하다가 워낙 꼼꼼했던 수술 집도의가 췌장 쪽이 뭔가 약간 이상하다 싶어 조직검사를 의뢰했다. 운 좋게 암이 발견되었는데 CT에서는 볼 수 없을 정도로 초기였기 때문에 완치 치료를 받고 지금은 잘 살고 있다.

유방암, 갑상선암, 자궁암과 에스트로겐

여성암과 관련해서는 여성호르몬의 영향력을 무시할 수 없다. 인체에서 분비되는 에스트로겐이 적당하게 있으면 좋을 텐데 어떤 요인으로 인해 과다 분비가 되거나 부족하면 문제를 일으킬 수 있다. 그러므로 암을 예방하는 생활습관을 실천하기 전에 우선은 자신의 몸 상태가 어떤지 스스로 알고 있어야 한다.

유방암의 원인이 에스트로겐 과다분비일 경우에는 수술 후에 에스트로겐 생성을 억제하는 타목시펜이나 페마라 같은 약을 5년 정도 복용하게 된다. 이런 사람이 에스트로겐 수용체가 많은 식품을 과다 섭취하면 약리 작용에 역행하는 결과가 오기 때문에 당연히 조심하는 것이 좋다. 병증이 없는 사람인 경우에는 식사하면서 반찬으로 조금 먹는 정도로 크게 영향을 받는 것은 아니지만, 암 환자라면 자신의 몸 상태에 따라 음식도 적극적으로 선택해서 먹을 것을 권한다.

예를 들어 전립선암의 경우에는 남성호르몬인 테스토스테론이 과다 분비된 경우이기 때문에 여성 호르몬 분비를 촉진하는 식품을 많이 섭취하는 쪽이 좋다고 판단하면 된다. 다음 두 가지를 기억하기 바란다.

- 에스트로겐 수용체가 많은 식품으로는 콩, 두부, 칡, 아마씨, 인삼, 홍삼, 두충차가 있다.
- 에스트로겐을 억제하는 식품은 블루베리, 그렌베리, 레즈베리, 브로콜리, 메밀, 양배추, 배추, 청경채, 오렌지, 레몬, 옥수수, 무화과, 사과, 체리, 대추, 야자 등이다.

피임약은 유방암 발병률을 높인다

유방암은 조기에 발견하면 90% 이상 완치를 기대할 수 있다고 한다. 여성암 발병률 1위인 유방암은 40, 50대 여성에게서 주로 발견되지만 최근에는 20, 30대에도 나타나는 비율이 높아지고 있다. 남성에게 유방암이 생기는 경우는 드물지만, '질투의 화신'이라는 SBS 드라마에서 나왔듯이 남녀 모두에게 발생할 수 있다.

유방 조직에서 자라난 악성 세포들은 유방 조직을 파괴하고 변형시키는 한편, 림프관이나 혈액을 타고 다른 기관으로 이동하기도 한다. 특히 유방에는 많은 림프관이 지나가기 때문에 암세포가 겨드랑이의 림프절로 쉽게 퍼져 다른 기관으로 전이되기가 쉽다. 발병률이 높아지는 40대부터는 정기검진을 받는 것이 바람직하다.

유방암은 별명으로 '전신암'이라고 부르기도 하는데, 전이·재발을 할 때 유방에서 시작해서 주변으로 퍼지는 것이 아니라 전신에서 천천히 전이·재발이 오기 때문이다. 유방암은 항암제에 대한 반응이 좋기도 하지만 전신 질환으로 보기 때문에 2기 암부터는 항암 치료를 권한다.

유방암의 원인은 아직 정확하게 알려지진 않았지만 에스트로겐과의 연관성이 유력한 것으로 본다. 유전적으로 발생한 경우는 전체 유방암 환자의 5~10% 정도다. 엄마, 자매, 딸이 유방암인 경우 그렇지 않은 경우보다 유방암 위험은 2~3배 증가한다고 본다. 반면 할머니, 이모, 사촌이 유방암인 경우는 심각하게 위험도가 증가하지 않는다. 또 폐경 후에 갱년기 치료를 위해서 호르몬제 처방을 받는 경우가 있는데, 호르몬제 복용은 유방암 발병률을 높인다. 초경이 빠르거나 폐경이 늦은 경우, 수유 경험이 없거나 횟수가 적은 경우, 출산 연령이 늦은 경우는 유방암 발생 위험이 높다고 알려져 있다. 폐경 후 비만인 여성도 발병률이 높다고 하니 역시 건강의 기초는 체중관리라고 봐도 무방할 듯하다.

유방암은 유방 통증이 느껴지지 않아 더욱 위험할 수 있다. 유방암이 어느 정도 커지기 전까지는 통증이 없다가 주변 피부를 서서히 압박하면서 통증이 생기기 시작한다. 따라서 많은 분들이 유방암의 종괴가 커졌을 때가 돼서야 "아프지 않아서 몰랐다"며 병원을 찾아온다. 유방의 통증은 사춘기 통증, 생리전증후군으로 인한 통증, 흉곽이나 어깨를 둘러싸는 여러 근육이나 신경에서 유발된 통증, 강심제나 이뇨제 등 약으로 인한 통증 등이 있다. 오히려 유방암의 경우 어느 정도 커져도 통증이 없는 경우가 많다는 점 꼭 기억하고 가슴에 뭔가 만져진다면 병원으로 바로 갈 것을 권한다.

유방암과 관련해서 피임약에 관해서는 이야기를 하고 넘어가려고 한다. 기본적으로 피임약은 먹는 약이든 기구이든 호르몬요법이다. 그런데 호르몬제는 부작용이 따라올 수 있고 유방암 발병률을 높인다. 여성 입장에서는 자신의 몸 건강을 해쳐가면서 먹는 셈이다. 남성용 피임약도 만들려고 연구가 되고 있지만 성욕 감퇴 등의 부작용을 해결하지 못해 시판되고 있는 것이 없다.

현재 방송에서 흘러나오는 피임약 광고는 풀밭 배경으로 모델들이 등장하는 식이다. 친자연적인 이미지를 무의식에 심어주고 있기 때문에 마치 문제가 없는 것처럼 20대들은 인식할 수 있다. 하지만 호르몬제이기 때문에 부작용은 여러 가지로 따라붙을 수밖에 없고, 그중에는 유방암도 있다. 약국에서 호르몬제를 사서 설명서를 살펴보면 부작용의 내용들을 확인할 수 있다. 체중 증가, 오심, 구토, 부정출혈, 생리불순 등이 죽 나열돼 있는데, 그중에 유방암 발병비율을 높인다는 것이 포함돼 있다.

성관계에서 두 사람의 당사자가 있는데 남자보다 여자에게만 책임을 지우는 것은 옳지 않다고 본다. 여자에게도 비교적 안전하게 쓸 수 있는 것으로 콘돔이 있다. 글로벌하게 보편적인 방법인데다가 교황도 누그러진 어법으로 허용한 방법이다.

내가 군의관으로 복무하던 시절 3년 동안 응급실에서 가장 많이 처방한 약이 응급피임약이다. 내가 근무하던 태안은 관광지이다 보니 젊은 관광객이 많았는데, 남자친구가 와서 처방을 받아가는 사례가 많았다. 원칙적으로는 피임약을 먹을 여성 본인이 와야 하지만 그런 경우는 드물었다. 응급피임약은 사후피임약으로 쓰는데, 일반 피임약의 고농도라고 보면 된다. 이걸 자주 쓰면 호르몬 부작용이 있기 때문에 정말 응급할 때만 써야 한다. 이것은 성관계 24시간 내에 먹었을 때 제대로 효과를 보는데, 호르몬제를 세게 먹는 셈이니 당연히 부작용은 감안해야 한다.

예기치 못한 성관계 후 임신이 걱정될 때 성폭행이 아니어도 응급피임약을 많이 찾다 보니, 이것 때문에 낙태가 많이 줄었다는 이야기가 있다. 낙태가 사회적으로 문제시된 것은 기독교 색채를 띤 어느 단체가 "특별한 경우 외에는 낙태 시술을 하지 못하게 돼 있는데, 버젓이 자행되고 있다"는 고발을 한 이후부터다. 행정당국에서 "특별한 경우가 아닌데 낙태 시술을 해줄 경우 의사 면허 정지"라는 식으로 행정처분을 하자, 이제는 여성단체에서 난리가 났다. "여성의 몸은 여성이 주인이다. 왜 남성인 정부 관리자들이 마음대로 좌지우지하느냐"는 것이다. 문제가 공론화되니 행정당국은 이럴 수도 저럴 수도 없는 상황이 되었고 지금은 잠시 수면 아래로 내려가 있는 상태로 보인다.

찔러보면 대부분이 갑상선암

내가 레지던트로 근무할 당시에는 갑상선암 환자들이 병원을 찾아왔다면 증세가 있는 경우였다. 목소리가 쉰다든지 목에 뭔가 만져진다든지 불편한 자각 증세가 있는 경우였다. 그런 환자들이 수술을 받는 데에는 이견이 없었다. 지금처럼 갑상선암 검진이 활성화되어 있지 않았던 시절이다. 그런데 지금은 검진을 통해서 증세도 없을뿐더러 심지어는 3mm짜리 결절도 유두암이라고 진단을 받는다.

예전에 어느 내분비내과 교수가 "하느님, 저에게 암을 주신다면 갑상선암을 주십시오"라고 기도했다는 얘기가 있을 정도로 갑상선암 유두암은 예후가 좋다. 뼈, 뇌, 폐에 전이가 되는 경우가 있긴 하지만 극히 드물다. 갑상선암도 비정형암 같은 것은 예후가 상당히 안 좋지만, 갑상선 환자의 70%는 유두암이라서 예후가 좋다고 말한다.

아직 갑상선암에 대해서는 결론이 난 건 없지만, "1cm 이상 크기가 커지지 않는 이상 두고 봐도 되지 않을까" 하는 것이 종양외과 의사로서의 내 의견이다. 아직까지도 갑상선암은 갑론을박이 있다. 내분비내과 쪽에서는 지켜보자고 하는 반면, 내분비외과 쪽에서는 "1cm 이내라도 목젖이나 림프절 전이가 있는 경우도 있기 때문에 수술을 하자"는 입장이다.

내분비외과에서 가장 많이 하는 수술은 갑상선암과 유방암이다. 한때는 유방에 혹이 있을 경우에는 갑상선에도 혹이 있을 확률이 50%라며 검진을 유도하는 경우도 많았다. 하지만 생각해 보자. 연관관계가 명확하다는 증거는 없다. 유방의 혹과 관련짓지 않아도 그저 갑상선은 검침을 했을 때 60%의 확률로 뭔가가 있다.

자궁암보다 근종과 선근증 예방

자궁경부암은 자궁의 입구인 자궁경부에서 발생하는 암이며, 유방암과 더불어 전세계에서 여성에게 흔한 암이다. 유전적, 환경적 요인도 있지만 자궁경부암의 99%에서 HPV(인유두종 바이러스, Human Papillomavirus)가 발견되어 이것이 원인으로 꼽히고 있다. HPV는 한 번 감염되면 완치가 불가능하고 간암처럼 바이러스가 원인이기 때문에 성 경험이 시작되는 10대 후반에 HPV 감염을 예방하는 자궁경부암 접종을 꼭 맞으라고 권장되고 있다. 이에 대한 찬반 의견이 대립하기도 했는데, 예방접종을 하고 나서 사망에 이를 정도의 쇼크가 있었던 사례 때문이다. 굉장히 드문 예인데 예방주사 때문에 사망한 것이라는 인과관계를 확실히 증명할 수 없었던 것으로 보이기 때문에 나는 권장하는 의견이다.

흔하게 먹는 감기약도 '스티븐-존슨 증후군'이라는 위험한 피부과 응급질환으로 사망하는 경우가 드물게 있다. 그렇지만 그것을 염려하느라 감기약을 안 먹는 사람은 거의 없을 것이다. 득과 실을 확률적, 통계적으로 따져봤을 때 자궁경부암도 예방접종을 하는 게 좋겠다는 결론을 내릴 수 있다.

자궁에 관해서는 무심코 지나갈 수 있는 많은 증상들이 있다. 부정출혈이 있다든가, 생리가 늦어진다든가, 생리과다라든가 하는 증상들인데, 보통은 '그런가 보다' 하고 지나가는 경우가 많다. 자궁에 대해서는 암뿐만 아니라 자궁근종이 생기면 일상생활에 불편을 일으키는 경우가 있기 때문에 증세가 있을 때는 꼭 치료를 해야 한다.

자궁근종 증세 중 가장 흔한 것은 출혈이다. 생리과다라든지 부정출혈의 형태로 나타난다. 그런데 간혹 20, 30대의 환자인데 근종이 큰 경우가 있다. 이럴 때는 근종이 커지는 동안 증세가 없었다는 걸 의미한다. 피가 콸콸 나온다든지 불편한 증세가 있는 환자라면 비교적 일찍 병원을 찾았을 것이다. 그러나 증세가 없다가 어느 날 보니 배가 왜 이렇게 나왔지 싶은 것이다. 의사로서는 가장 난감한 경우다. 처음엔 똥배가 나오나 보다 했는데 딱딱한 게 만져지는 것 같기도 해서 병원에 갔더니 "자궁 적출합시다"라는 소리를 듣는다면 환자도 당황스럽기는 마찬가지일 것이다. 그래서 가임기 여성이라면 증세가 없더라도 1년에 한 번씩은 초음파 정기검진을 받아보면 좋겠다는 생각이 든다.

특히 20대에는 산부인과를 간다는 것 자체를 꺼려한다. 주변의 시선이 괜히 의식되기도 하고, 신체 변화에 대해 별 대수롭지 않게 생각하는 경향도 있다. 초음파 검사 자체를 불편해하기도 한다. 그래도 정작 아이를 가지고 싶은 순간에 자궁 적출을 권유받으면 몸과 마음이 모두 힘들어질 것이다. 종양은 크기가 크다면 어떤 치료를 하든지 힘들다. 자궁근종을 예방하는 가장 근본적인 방법은 결국 1년에 한 번씩 초음파 검진이라는 결론이다.

자궁근종 예방을 위해서 야채 위주로 먹어라, 붉은 고기를 적게 먹어라(근육이 종양으로 된 것이니까) 등의 이야기를 많이 하는데, 식생활도 중요한 영향을 미치지만 체질도 중요해 보인다. 엄마가 자궁근종이 있었다면 딸도 자궁근종이 있을 확률이 그렇지 않은 경우에 비해 30%에서 많게는 3배까지 올라간다. 자궁 내 세포마다 에스트로겐 감수성이 다른 것이 아닌가 하는 추측이 나오고 있다. 결국 정기검진은 아무리 강조해도 지나치지 않다.

이밖에도 체지방이 낮으면 자궁근종이 생길 확률이 적다고 하니 건강관리에 참고하면 좋겠다. 비만이 만병의 근원이라는 것이 자궁에 대해서도 해당한다는 얘기다. 에스트로겐은 난소에서만 형성되는 건 아니다. 지방에서도 대사 과정에서 에스트로겐이 나온다. 남자도 살이 많이 찌면 수염도 좀 덜 나고 여성스러워지는 면이 있는 것은 그 때문이다.

『성경』에 보면 예수님이 12살 된 야이로의 딸과 12년간 하혈하고 있던 여인을 만나는 장면이 있다. 그 여인은 12년간 많은 의사를 만나도 고치지 못했지만 믿음으로 예수님이 단박에 치료하셨다는 내용이다. 그 옛날에도 자궁질환으로 고생하는 사람들은 꽤 있었지만 치료가 잘 되지 않아 그만큼 절박하지 않았을까 하는 짐작을 해볼 수 있다. 육체적으로 힘든 데다가 사회적으로 부정하게 여기는 시선 때문에 더욱 치료가 절실했을 것 같다.

출혈이나 통증이 증세로 나타나는 자궁선근증은 많은 사람들이 잘 모르는 질병이다. 쉽게 말해 자궁이 붓고 아프고 피나는 병이다. 진단 후 치료가 쉽지 않은데, 대개는 난임의 원인이 되기도 한다. 자궁선근증은 자궁 내막의 어떤 상처를 통해서 근육 중에 내막세포가 침투해서 착상해서 증식하면서 생긴다고 한다. 생각해 보면 출산할 때 자궁 내막에 상처가 많이 생긴다. 따라서 아이 셋 이상을 낳았을 때 그렇지 않은 경우보다 발병할 확률이 올라간다고 이야기한다. 출산 경험이 없는 사람에게도 잘 생기기 때문에 꼭 출산이 단독 원인이라고 볼 수는 없지만, 자궁 내막에 상처가 생기면 잘 생길 수 있다는 건 분명하다.

자궁선근증은 경계가 없이 붓는 병이기 때문에 그것만 제거하는 것이 불가능해서 진단 후 치료도 어렵다. 기존의 치료법으로는 자궁 적출을 권하는 것이 수순이다. 그게 아니면 증세 완화의 목적으로 호르몬 치료를 하기도 한다. 프로게스테론제제를 쓰는 것이다. 미레나라는 피임 기구를 자궁 내막에 삽입하는 방법을 쓰기도 한다. 그러나 호르몬제라는 게 효과가 있을 수도 있고 없을 수도 있다는 것이 문제다. 오심, 구토, 체중 증가, 또는 오히려 부정출혈이 심해지는 등 부작용이 생기기도 한다. 자궁선근증으로 부어 있으면 내막 쪽에 압박이 많은데, 미레나를 넣었을 때 그쪽 혈관을 잘못 건드리면서 피가 많이 나기도 한다. 또 생리 양이 많아진 자궁선근증 환자의 경우에는 생리 시에 미레나가 같이 떨어져 나오는 경우도 있다. 근본적인 치료가 아니기 때문에 이래저래 문제가 많다.

그러나 최근에는 비수술적 요법인 하이푸 시술이 있어서 적출 없이도 치료가 가능하고, 시술받고 나면 드라마틱하게 증세가 좋아지기 때문에 앞으로도 자궁근종과 더불어 자궁선근증에는 하이푸 치료가 많이 쓰일 것으로 예상된다.

과잉검진, 과잉진료가
우리 몸을 위협한다

우리가 건강검진을 하는 이유는 무엇일까. 종양만 보더라도 조기 발견이 의미가 있는 검진들은 분명 있다. 유방암, 위암, 대장암은 조기발견이 상당히 의미가 있는 질병이어서 유방 초음파, 위 내시경, 대장 내시경은 적극적으로 해야 한다고 본다. 간염 환자들의 경우에는 간 초음파를 정기적으로 하는 것이 무척 중요하다. 또 고혈압, 당뇨, 혈관질환 등의 가족력이 있는 사람들은 30대 중반이 지나면 혈당 수치, 콜레스테롤 수치 등 대사 관련 수치들을 체크해 보는 것이 좋을 것이다.

건강검진은 자신의 몸을 이해하고 질병에 걸릴 수 있는 위험을 감안해 몸 상태를 체크함으로써 큰 병으로 발전할 수 있는 상황을 사전에 예방하는 것이 목적이다. 일률적으로 정형화된 검진을 받는 것보다는 각자 자신의 몸 상태에 맞게 검진 내용을 짜는 것이 바람직하다고 본다. 그러려면 평소에 자신의 몸 상태에 대해 잘 이해하고 있어야 하고 관심을 기울이고 필요한 만큼의 공부는 해두어야 하지 않을까 생각한다.

반면 건강검진을 실시해도 예방 효과가 없는 항목들이 있다. 미국의 추적관찰 사례를 보면 폐암의 조기발견 목적으로 흉부 X레이 촬영을 하는 것은 의미가 없다는 결론이 나온 바 있다.

그리고 건강검진을 실시함으로써 나타나는 모순적인 상황들이 있다. 가장 대표적으로 최근 논란이 많았던 것이 갑상선 초음파다. 계명대 예방의학과 이충원 교수가 쓴 『건강검진, 종합검진 함부로 받지 마라』에서는 우리나라 여성의 갑상선암 연령별 발생률과 사망률에 대해 언급하면서 이야기를 시작한다.

"결론적으로 말하면 우리나라 여자의 갑상선암 발생률은 모든 연령대에서 일본 여자에 비해 월등하게 더 높을 뿐만 아니라, 특히 40~50대에 정점을 이루고 있다. 반면에 일본의 경우 전체적으로 발생률이 낮으나 연령이 증가함에 따라 약간씩 증가하는 경향을 보인다. 두 나라간의 사망률은 거의 차이를 보이지 않는다. (중략)

전세계의 국가별 갑상선암 발생률을 찾아보면 더욱 놀랄 것이다. 우리나라는 인구 10만 명당 59.5로 전세계에서 여자 갑상선암이 가장 많이 발생하는 나라로 되어 있다. 일본은 4.4에 지나지 않는다. 거의 14배에 가까운 발생률의 차이를 보인다.

정말로 놀랍지 않은가? 해방 후처럼 국가의 인프라가 붕괴된 후 전염병이 유행한 것이라면 모를까, 대표적인 만성병인 암이란 질병이 인접한 국가와 도대체 이렇게까지 차이가 날 수 있는 것일까? 왜 이런 차이가 날까?"

암이 아닌데 암 치료를 받을 위험

검진을 둘러싼 양날의 검에 대해서 이충원 교수가 지적한 부분을 좀 더 들어보면 이렇다.

예방의학 분야는 전공의가 적기도 하지만 그나마 검진 분야에서 체계적으로 훈련받고 전문지식을 가지고 수행하는 의사는 더욱 적다. 겸직을 하는 경우가 많아서 환자를 보다가 일주일 중 특정한 날이나 오전오후 파트타임으로 검진 업무를 보기도 한다. 대개의 병원에서 검진은 의학 지식과 상관없는 경영진이나 다른 직원이 참여하기도 한다. 사무처리가 아니라 종합검진의 항목 설정을 검진의사와 별 상의 없이 병원의 경영수지를 맞추고 수익창출을 목적으로 결정하거나 손실보전의 수단으로 결정하기도 한다.

중소병원에서는 흔히 병원 홍보의 수단으로 고가의 첨단장비를 도입한다. 도입한 후 얼마간은 관련 진료과목에서 환자들을 대상으로 질병 진단이나 추적검사에 이용하는데, 시간이 지나면 자연히 검사건수는 줄어든다. 이때 다음 타깃이 되는 것이 종합검진 수검자들이다. 종합검진 상품을 다양하게 만들어두고 고가의 종합검진 상품 안에 고가의 첨단장비를 포함해 광고를 하는 것이다. 많은 병원 경영진들은 검진을 '검진 사업'이라 칭하면서 임상의학과는 다른 항목으로 따로 떼어내어 기술하는 경우가 많다고 한다. 검진에 대한 병원 경영진의 시각을 한눈에 알 수 있는 대목이다.

중소병원에는 또 자금력이 충분하지 않기 때문에 고가의 첨단장비를 직접 구입하는 경우가 많지 않다. 중간에 의료기 판매업체에서 장비를 들여다주면 병원에서는 환자나 수검자를 대주는 식이다. 처음 계약할 때 정해둔 검사 인원수에 따라 가능하면 많은 환자와 수검자를 빠른 시일 안에 모아야 한다는 압박감을 느끼기 마련이다.

한편 대기업에서 이루어지는 종합검진의 경우에는 본사에서 내려온 항목이라며 리스트를 주고 얼마에 검사해 줄 수 있는지 묻거나 입찰하라고 해서 결정하는 경우도 있다. 어떤 근거에 의해 그런 항목을 설정했는지에 대해서는 신경쓰는 사람이 없어 보인다. 이것은 국가에서 진단하는 공공검진인 일반검진과 암검진도 예외가 아니어서 엄청난 수의 위양성과 과진단을 양산한다는 것이다. 여기서 말하는 위양성이란 예를 들면 암이 아닌데 암일 가능성을 크게 보고 추가적인 검진으로 시간과 에너지가 낭비될 위험 또는 암이 아닌데 암 치료를 받음으로써 환자가 또 다른 위험에 노출될 가능성을 말한다. 이것은 일본 게이오대학의 곤도 마코토 박사가 말하는 '유사암' 또는 '가짜암'과 맥락을 같이 한다.

이런 일이 발생하는 이유는 위양성보다는 위음성을 줄이는 것을 이상적으로 삼고 있기 때문이다. 즉 암이 아닌데 암으로 의심받고 추가적인 검사를 할 때는 문제 삼는 경우가 거의 없지만, 암인데 암이 아니라고 판정하는 바람에 검진을 받았는데도 이상이 없는 것으로 알고 그냥 지나갔을 때는 문제시된다는 것이다. 의사들은 모두 자신이 위음성 사례에 해당될까 봐 불안해하는 마음이 있을 것이다. 암과 같이 위중한 질환을 조기에 찾아내기 위한 검진은 민감도가 높아 암 환자를 한 명이라도 놓치지 않기 위해 위양성은 고려하지 않게 되는 것이다.

건강검진에서도 가장 문제가 되는 대목은 암을 선별만 할 뿐 뒷일을 책임지지 않는다는 부분이다. 암일 가능성이 높은 결과가 나와도 그 이후의 사후조치를 의사와 의료기관, 그리고 개인에게 모두 일임할 뿐이라서 검진을 받은 사람은 그저 황야에 내버려진 느낌만 받는 것이다. 검진기관이 검진에 대해 관심을 가지고 있는 것은 오직 수검률뿐이란 얘기다.

검진을 하지 않았다면 모르고 지나갔을 중요치 않은 종양이나 병을 찾아내어 불필요한 치료를 받게 되는 과진단 문제는 제쳐 놓은 채 최첨단 장비로 검진을 하면 암을 조기에 발견할 수 있고 조기에 치료하면 결과가 좋을 것이라고 맹신하는 것은 분명 잘못이다. 과진단 사례로 일본과 캐나다의 신경모세포종 선별검사에 대한 이야기가 있다.

신경모세포종은 뇌를 제외하고 5세 이하의 어린이에게서 가장 흔하게 발견할 수 있는 고형암이다. 상당히 커지면 복부대동맥을 침범해 간 같은 중요 장기에 전이될 위험성이 있는 반면, 소변검사로 쉽게 찾아낼 수 있다. 그런 이유로 조기에 발견해 조기치료를 하자는 취지로 1980년대 일본에서는 선별검사(증상이 없지만 그 지역에 흔한 질병을 찾아내기 위해 실시하는 검사)를 실시했다. 생후 6개월 영아의 소변에서 신경모세포 대사산물을 검사하기 시작하자 1세 이하 영아의 발생률이 거의 5배 증가했다. 그러나 발생률 증가에도 불구하고 사망률은 거기에 비례하여 증가하지 않았고, 선별검사로 찾아낸 암을 수술과 화학요법으로 치료하는 데 따른 합병증과 부작용이 문제시되었다.

일부 소아과 의사들은 크기가 작은 암일 경우 동맥을 침범하지 않고 아드레날린 분비량도 적으니 매달 초음파 검사와 소변검사를 하면서 관찰을 통해 지켜보기로 결정한다. 그 결과 여기에 해당하는 11명의 영아환자 중 10명은 암 크기가 바로 줄어들어 퇴행했으며, 나머지 1명은 한 살 때까지는 암이 커지다가 이후 줄기 시작했다. 결국 11명의 영아에게 조기 발견된 암은 모두 가짜암이었던 것이다.

1989~1994년 캐나다 퀘벡 지역에서는 476,654명의 영아에 대해 생후 3주와 6개월에 신경모세포종 선별검사를 부모들에게 제의했는데, 참여율이 92%로 아주 높았다. 72~132개월 추적조사한 결과 신경모세포종으로 사망한 예는 총 22명이었다. 그중 3명

은 선별검사를 받기도 전에 사망했으며, 나머지 19명 중 1명을 제외하고는 모두 선별검사를 받았는데도 이상 없는 것으로 진단받은 경우였다. 즉 빠르게 진행하는 암일 경우에는 선별검사에서도 놓치기 쉽다는 결론을 내릴 수 있다. 선별검사로 찾아낸 암은 총 43건이었으며 대개는 예후가 좋은 경우여서 연구기간 중 모두 생존해 있었다. 그런데 이 43건의 영아 중 화학요법 치료를 받았던 한 예에서는 암 치료로 인한 부작용으로 백혈병이 발생했고, 또 다른 한 예에서는 수술 합병증으로 인해 식물인간이 된 상태였다.

정리하면, 신경모세포종으로 사망한 예는 거의 선별검사가 잡아내지 못했고 선별검사가 찾아낸 암은 모두 예후가 좋았다. 오히려 선별검사로 찾아내어 치료한 2명은 심각한 부작용과 합병증을 겪어 선별검사를 안 하니만 못했다.

질병을 방지하는 진짜 예방법

검진은 치료가 가능한 질병을 조기에 발견해 조기에 치료함으로써 좋은 결과를 보고자 하는 것으로 '2차 예방'이라고 부른다. 예를 들어 암 검진이라면 암이 발병한 이후에 조치를 취하기 때문에 치료가 완전하지 않을 수 있고 근본적인 예방법은 아닌 셈이다.

우선적으로 암을 예방하기 위해서는 암에 걸릴 위험에 노출되지 않도록 하는 것이 가장 기본적인 예방법이며 이것을 '1차 예방'이라고 한다. 지금까지 알려진 정보만으로도 우리가 할 수 있는 일들은 충분히 있다. 잘 알려진 암의 원인으로는 흡연, 음주, 비만, 운동부족, B형 간염 등의 바이러스 감염, 유해물질 노출, 대기오염 등이 있다. 외부 환경에 대해서는 개인이 할 수 있는 일이 크게 없다 하더라도 식생활과 바른 자세, 운동습관은 자기 자신 외에는 실행해 줄 수 있는 사람이 없다. 검진을 통해 당뇨병이나 고혈압 전단계, 특정 질병이나 암에 걸릴 위험이 높다는 결과가 나타났다면 생활습관치료로 반드시 이어져야 할 것이다.

일주일에 5일은 소주를 매일 2병씩 마시고 담배는 하루에 2갑씩 피우며 밤새는 걸 밥 먹듯이 하는 사람이 암에 걸렸다면 어쩌면 당연한 일일지도 모른다. 흔히 암에 걸리면 '하느님, 어째서 저입니까? 제가 뭘 잘못했습니까?'라는 반응을 보이기도 하는데, 암은 신이 형벌로서 내리는 것이 아니라 자신이 생활해 온 일상의 습관에 대한 결과로서 발생하는 것이 아닐까.

한 가지 덧붙이고 싶은 말은 갑상선암에 관한 것이다. 우리나라 검진 사업이 많이 비대해진 결과로 조기에 발견할 필요가 없는 갑상선암이 '예후가 좋다'는 미명 하에 너무 많이 발견됐다는 데에는 나도 같은 의견이다. 다만 한 가지 무시할 수 없는 것이 환경적인 요인이다. 갑상선은 분명히 방사선의 영향을 받는다. 현재 갑상선암이 증가한 이유를 따질 때 일상생활에서 이전 세대보다 방사선에 많이 노출되고 있는 것이 아닐까 하는 부분을 조심스럽게 짚고 넘어가는 분들이 있다. 이 부분에 대해서는 탈원전 같은 사회적인 노력이 상당한 의미가 있다고 봐야 할 것이다.

　그리고 검진 후 사후조치가 없는 점은 수검자들도 신중히 생각하면 좋겠다. 예를 들면 NK세포 활성도 검사라는 것이 있다. 병원균에 감염됐을 때 즉각 대응하며, 하루에도 5,000개씩 생겨나는 비정상세포를 없애주는 면역세포가 NK세포다. 만약 NK세포의 활성도가 낮은 상태가 지속된다면 각종 질병이 발생할 확률이 높아진다고 해서 검진 항목에 포함시킬 것을 권하는 경우가 있다. 검진 결과 NK세포 활성도가 낮다고 하면 무얼 할 수 있을까. 이후의 사후조치가 특별할 게 없다면 검진은 무의미한 것이 된다. 수검자들도 그럴싸한 말에 혹하기보다는 결국엔 자신만의 판단 근거와 기준을 가지고 잘 생각해 결정할 것을 권한다.

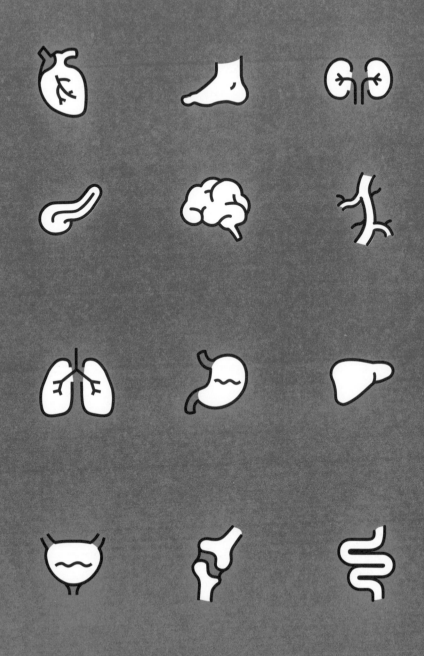

CHAPTER 4

암
치료의
핵심은
통증 완화

"암세포 죽기 전에
내가 먼저 죽겠네"

　암 환자의 통증은 어느 정도일까. 암 중에서도 통증을 가장 많이 느낀다고 이야기되는 것은 췌장암이다.

　환자는 낮에도 아프지만 주로 밤에 아프다. 밤에는 시각이나 청각 등 여러 감각들이 차단되는 경향이 있고 활동량이 적어지는데, 이때 통증은 더욱 예민하게 찾아온다. 췌장이 후복막에 있다 보니까 등쪽 주변의 신경이 많이 눌려서 환자들은 짜증날 정도로 힘들다. 엎드릴 때는 괜찮다가 앉아 있거나 눕기만 하면 아프기 때문에 잠을 잘 이루지 못한다.

　밤에 잠을 못 자는 환자들은 낮에 앉아서 꾸벅꾸벅 조는 경우도 많다. 한마디로 자는 게 자는 것이 아니다. 아무렇지도 않게 행하던 '먹고 자는 것'이 마음대로 되지 않는 것이 얼마나 짜증나는 것인지 절감하게 된다. 간호하는 가족은 앉아서 쿠션을 등에 대주면 나아

질까 싶어 시도해 보기도 하지만, 종양이 등의 신경을 눌러서 아픈 것이기 때문에 그것도 여의치 않다. 췌장암 환자가 아니라도 후복막으로 전이가 됐다면 비슷한 상황이 된다. 보통은 엎드려서 잔다.

환자는 잘 때도 아프고 먹으면 더 아프기 때문에, 진통제를 쓰지 않을 수 없다. 보통 마약성 진통제를 쓰는데, 이것의 부작용으로 변비가 오는 경우가 많다. 또 어지럽고 구역질이 나기도 한다. 암 자체가 주는 통증에, 항암제로 인한 통증이 있는 데다가 진통제로 인한 통증과 부작용도 있어서 환자들을 더욱 힘들게 한다. 췌장암은 치료 목표를 마약성 진통제에서 보통의 진통제로 바꾸는 것으로 잡기도 한다.

통증을 잡으면 삶의 질이 확보된다

나를 찾아오는 암 환자들의 상당수는 4기 말기암 환자들이다. 전이가 되는 등 진행이 많이 된 환자들이 대부분이다. 그중 간암 말기의 경우는 황달이 생기고 복수가 차는 등의 증상이 나타나는데, 이럴 때 종합병원에서는 호스피스병원을 권한다.

2016년 추석 전에 두 명의 간암 환자가 연달아 방문한 적이 있다. 40대 후반, 50대 초반의 남자 분들이었다. 두 사람 모두 통증이 너무 심한 상태였는데, 통증 조절 목적으로 쓰는 마약성 진통제 (먹는 약, 패치용)를 쓰는데도 계속 아파서 잠을 자지 못했다.

암 환자의 보호자들은 환자가 아파할 때 가장 힘들다. "배가 빵

빵해. 가슴이 너무 아파." 그렇게 아파하는 모습을 보고 있는 것도 힘든 데다가 환자는 몸이 아프면 평소의 인격과는 다른 모습을 보이면서 보호자를 힘들게 하는 경향이 있다.

의학적인 소견으로 보면 두 사람 모두 남은 여생이 별로 없어 보였지만, 통증 완화로 치료 목표를 새롭게 잡고 하이푸 시술을 해드렸다. 이럴 때는 치료 목표를 완치로 고집할 것이 아니라 현실적인 목표를 잡는 것이 중요하다. 두 사람 모두 하이푸 치료 후 2~3주가 지나고 보호자였던 아내로부터 돌아가셨다는 연락을 받았다. "고맙습니다. 선생님께서 하이푸 치료를 해주신 후부터는 통증 없이 편안하게 계시다 가셨습니다."

그동안 하이푸 시술 사례를 2,000건 이상 겪는 동안 90% 이상의 환자들에게 통증 완화 효과가 있는 것을 보았다. 너무나 고통스러워서 신경차단술까지 고려하는 환자들은 거의 대부분 하이푸 치료에 만족해한다.

나는 환자와 상담할 때 "100%란 없다"고 이야기한다. 희망을 잔뜩 불어넣는 식으로 말하는 건 피하고 싶기 때문이다. 완치할 수 있다며 희망에 부풀어 있는 환자들에게 현실적인 목표를 세우자며 우선은 통증 조절을 치료 목표로 삼자고 하면, 대부분의 환자와 보호자들은 금방 수긍한다. 그만큼 말기암 환자들에게 통증 조절은 굉장히 중요한 문제다. 앞서 말한 두 환자 사례 모두 너무 진행이 많이 된 말기암 환자였기 때문에 오래 생존하진 못했지만, 통증이 잡히고 편안한 일상의 삶으로 돌아갈 수 있었기 때문에 좋은 사례로 꼽는다.

하이푸 치료 후에 마약성 진통제를 끊게 된 사람도 상당수 있다. 하이푸로 종양이 줄어들기도 하지만 하이푸가 몸 깊숙한 곳에서 열을 만들어주는 것이기 때문에 미세하게 전이되었을 가능성이 있는 신경이 완화 치료가 된 효과라고 예상하고 있다. 미세하게 남아 있는 세포까지 죽였을 가능성을 추정해 보는 것이다. "아파 죽겠어요"라고 호소하던 어느 간암 환자는 하이푸 시술 후 병원 휴게실에서 만났을 때 "천천히 감이 옵니다. 통증이 풀리는 게 느껴집니다"라고 말하기도 했다. 그 환자의 경우 주변 장기 때문에 암을 많이 죽이지 못했는데도 통증이 좋아진 것을 보면서 조심스럽게 열로 인한 신경 차단 효과를 예상해 봤다.

암 환자의 통증을 조절하는 법

"내가 암으로 죽을 수도 있다. 그래도 아직은 맑은 정신으로 있는 날이 많다. 그러니까 더 늦기 전에 남은 삶을 가족들이랑 시간을 보내면서 살아야겠다."

4기암 환자가 이렇게 마음먹는 경우를 나는 거의 보지 못했다. 그보다는 "난 어떻게든 살 수 있어"라는 반응을 보이는 것이 한국 사람들의 특징인 듯싶다. 만일 기독교 문화권에서라면 얼마나 살 수 있는지는 신에게 맡기고 최선을 다해서 치료하면서 삶에서 정리할 건 정리하자고 받아들이는 경우가 대부분일 것이다. 그런데 우리나라는 '개똥 밭에 굴러도 이승이 낫다'면서 삶에 대한 집착이 굉장히 강하다. 군사 문화권의 영향인지 '안 되는 게 어딨어'라고 생각하는 경향이 다분히 있다. 담도암 말기에 전이가 많이 됐는데 도 "나 이거랑 한번 싸워볼 거야"라는 식이다.

우리 병원에서 가장 많이 볼 수 있는 환자는 전이성 간암이다. 간은 우리 몸을 해독하고 대사 작용을 활발하게 하는 역할을 하는데, 다른 장기를 통해 전이가 일어나면 간이 수행하고 있는 역할을 모두 수행하기가 어렵다. 이럴 때 간 기능 저하가 생기기 때문에 간암 치료에 중점을 두기보다는 생명 연장을 위한 완화 치료에 초점을 둔다. 이때 가장 핵심은 사는 동안 삶의 질을 높이는 통증 관리다. 통증만 잡아도 질병으로 인한 불안과 공포감을 상당히 줄일 수 있다.

하이푸 시술이나 동맥내 항암 치료가 나오기 전에는 통증 치료라고 하면 약물치료가 거의 전부였다. 처음엔 일반적으로 사용하는 진통제를 써보고, 안 되면 마약성 진통제로 넘어간다. 마약성 진통제의 단점은 너무 세게 쓰면 어지럽고 구토가 나는 부작용이 있다는 것이다. 게다가 이것이 장 운동을 떨어뜨려서 변비가 생기곤 한다. 암 환자들이 항암 주사를 맞으면 구역질이 나고 잘 먹지 못하는데, 통증 때문에 마약성 진통제를 쓰면 장 운동을 떨어뜨려 소화를 잘 시키지 못하니 이래저래 모든 면에서 힘든 것이다.

췌장암은 후복막 쪽의 신경을 침범해서 통증을 일으키는데, 통증이 워낙 심하다 보니 통증 완화를 위해 신경차단술을 쓰기도 한다. 후복막 쪽의 자율신경을 녹여버리는 원리다. 이것이 어떨 때는 효과가 굉장히 좋은 사례가 나오기도 하지만, 또 어떨 때는 설사를 며칠 동안 하면서 고생하거나 단기적인 효과에 그칠 수도 있다. 그보다는 종양을 죽이면서 통증까지 없애는 하이푸가 낫다고 본다. 신경차단술은 종양은 내버려둔 채 신경을 마비시키기 위해 화학물질을 주입시키는 것인데 주사바늘을 찌르다가 간혹 시술과실이 나오는 경우도 있다.

처음 우리나라에서 하이푸 임상실험을 할 때 대상이 된 환자는 췌장암 환자였다. 시술 전날까지 아파서 죽을 것 같다는 환자가 시술 다음 날 너무나 좋아졌다고 한다. 간암이나 췌장암인 경우 나는 아직까지 하이푸를 가장 좋은 치료법이라 생각하고 있다. 나의 개인적인 의견으로 얘기하자면 하이푸로 통증을 잡기 위해서는 의사의 노하우가 더해져야 하지만, 약물 치료보다 오히려 낫다고 본다. 고강도 초음파를 모아서 종양을 없애고 나면 즉각적으로 통증이 잡히기 때문이다.

치료 목표는
암과 함께 공존하는 것

　암이라는 게 옛날과는 다르게, 완치 없이 질병을 안고도 생존할 수 있게 되었다. 그것은 현대의학이 그만큼 발달했다는 의미인지도 모른다. 예전에는 암인지도 모른 채 죽는 사람이 많았을 것이다. 수술, 방사선 치료, 항암 치료를 해서 어떤 사람은 살고 어떤 사람은 죽는다는 결과도 바로 나왔다. 반면, 최근에는 3, 4기 환자들도 오래 살다 보니 수술, 방사선, 항암이라는 표준치료를 할 수가 없는 환자들에 대해 관심이 확대됐다. 최근에는 그런 표준치료의 시스템 안에 속할 수 없는 소외된 환자들에게 중심축이 옮겨가는 것으로 보인다. 그것 또한 의학이 발달한 결과라고 볼 수 있을 것이다.

　1990년 세계보건기구(WHO)가 중심이 되어 기존 암 치료의 근본적인 발상을 뒤엎는 변화가 시작되었다. 암 치료는 근치(根治)를 지향해야 한다는 근본 원칙을 버린 것이다. 근치를 지향해도 대부분의 환자가 암에 질 수밖에 없는 것이 현실이라면 그 사실을 직시하고 '의료는 무엇을 할 수 있는가' 진지하게 생각해 보자는 것이다.

현재까지 암으로 진단되는 질병이 약 250여 종류가 넘으며, 특정 암을 제외하고 '재발 소견 없음' 판정을 받는 5년 생존율은 아직도 20% 내외 수준에 머무르고 있다. 세계암학회는 보고서에서 성인 고형암은 표준 암 치료 방법만으로는 생명 연장에 큰 도움이 되지 못하고 있다고 발표했다.

암 발생 원인은 아직까지 정확히 밝혀지지 않았다. 특히 성인에게 발생되는 대부분의 암은 특정 요인에 의해 생기는 것이 아니라 복합적인 원인에 의해 발생된다는 사실이 밝혀지고 있어서 수술, 항암 치료, 방사선 치료가 중심이 되고 있는 현대 의학적 치료만으로는 근본적인 암 치료를 할 수 없다는 얘기가 된다.

따라서 암 세포만을 기계적으로 줄이는 근시안적인 치료에서 벗어나 암 환자들의 삶의 질을 향상시키고 생명 연장을 위해서 기존의 표준 암 치료와 더불어 이를 보완해 줄 수 있는 통합 암 치료법이 필요해졌다. 이제부터는 암이 더 이상 성장하지 않는 상태를 유지한 채 삶의 질을 확보하는 데 치료의 최종 목표를 두어야 한다. 그 결과 전보다 연명 치료와 완화 치료에 훨씬 많은 힘을 쏟아야 한다는 방향이 제시되고 있다. 의료진은 적극적인 치료에서 지속적 관리로 옮겨가야 한다는 것이다.

질병과의 평화로운 공존이 필요하다

『암, 생과 사의 수수께끼에 도전하다』(다치바나 다카시 지음)에는 일본 준텐도대학의 병리학자 히노 오키오 교수의 '암 철학'에 대한 독특한 시선이 소개되어 있다.

"내 가정에서 불량소녀·불량소년이 나왔다면 어떻게 하겠는가? 암은 치료하자고 들면 죽여 버리면 됩니다. 하지만 죽이지 못할 시기가 옵니다. 자식이 불량소년이 됐다고 죽이겠습니까? 죽이지 못하죠. 예를 들어 '마약만은 안 된다', '이 선까지는 봐주겠다'라고 할 수는 있겠지요. 이것이 대화 아닙니까? 이것으로 충분합니다. 그렇게 공존할 수 있어요. 다양성이라고 할까, 상대방을 인정해야 한다는 것을 암 철학에서 배웠습니다. 암 환자가 되었다고 해서 인생이 모두 끝나는 건 아닙니다."

그동안 암은 죽여야 할 대상으로만 봐왔지만, 이제는 그 존재를 인정하고 공존하는 법을 배워야 할 때가 아닌가 생각한다. 어떤 의미에서 암은 자기 자신(히노 오키오 교수의 시선으로 보면 '자기 가정에서 나온 불량소년')이기도 하니까 죽일 것이 아니라 공존하는 것이 맞다.

최근 의학계에서는 '완치 불가능은 곧 죽음'이라는 공식이 깨진 지 이미 오래다. 암은 불치병이라는 시선으로 바라보기보다 고치기 어려운 만성질환이라고 보는 것이 현실적이라고 생각한다. 만성질환의 치료 목표는 '완치'가 아니라 '질병과의 평화로운 공존'이다. 암 또한 초기에 완전히 낫기 힘든 상황이라면 건강한 공존과 생명 연장에 목표를 두어야 한다.

병원에서는 치료 효과를 기대할 수 없는 환자라고 해서 내치는 분위기가 만들어져서는 안 될 것이다. "이제 우리 병원에서 할 수 있는 치료법은 없습니다. 호스피스를 소개해 드리죠"라는 말을 들으면 누구라도 분노할 것이다.

수명이 늘어나면 암 환자도 늘어난다

통계청 자료에 따르면 2016년 우리나라의 사망자 수는 28만 827명이며, 그중 사망 원인 1위가 암으로 7만 8,194명(27.8%)이 암으로 사망했다. 하루에 214명 정도가 암으로 사망한다는 얘기다. 국립암센터 자료에서는 2014년 암 발생자 수는 21만 7,057명이었다. 하루에 600명가량이 "당신은 암입니다"라는 진단을 받는다는 얘기가 된다.

예전의 암은 발병 연령이 높고 치료도 불가능한 경우가 많았지만, 지금은 암 발병 후 암 환자 5년 생존율이 크게 높아졌다. 평균 수명이 증가하고 고령자 인구가 증가하면 당연히 암 환자의 절대 수도 증가한다. 암 환자가 늘어나는 배경의 가장 큰 원인이 바로 수명 증가다. 전세계적으로도 암 발생률은 증가한 반면, 암으로 인한 사망률은 감소하고 있다. 미국 워싱턴대학 크리스티나 피츠모리스 박사의 연구 조사에 따르면 2015년 기준 전세계 암 환자는 1,750만 명, 암 사망자는 870만 명이다. 2005~2015년에 암 환자는 33% 증가했으며 이 가운데 16.4%는 고령화, 12.6%는 인구 증가, 4.1%는 연령층 비율 변화 때문인 것으로 나타났다. 국가와 지역마다 차이는 있지만 전세계 남성의 3분의 1, 여성의 4분의 1은 평생에 한 번은 암에 걸리는 것으로 나타났다.

국립암센터의 통계자료에 따르면 암 환자 1명당 수술비 등 의료비와 간병비 등에 들어가는 암 치료 비용은 2천~6천만 원 이상이라고 한다. 암에 걸리면 죽음에 대한 공포보다 치료비 공포에 통증으로 인한 고통, 심리적으로 도움을 받지 못하고 있다는 불안감과 소외감 등에 시달리는 것이다.

암은 다른 질병과는 판이하게 다른 특성을 지니고 있다. 지금까지 결정적인 치료법은 발견되지 않았다. 암이 생기는 원인을 일부 알았다 하더라도 적절한 치료법은 아직 찾아내지 못하고 있다. 문제는 암은 신체의 일부라는 것이다. 바이러스나 세균 등의 병원체가 밖에서 인체 내에 들어와 감염을 일으키는 경우에는 어떻게 보면 치료는 단순하다. 이물질(병원균)을 제거한다면 질병의 원인은 제거되는 것이다. 예를 들어 항생제를 복용하면 질병의 원인인 병원균은 죽고 질병은 치료된다. 그러나 암은 기본적으로 이물질이 아니다. 우리 몸의 정상세포가 어떤 이유에 의해 유전자 이상이 생겨 변종세포가 된 것이다. 그러므로 암은 우리 몸의 일부인 것이다. 정상세포와 암세포는 현미경으로 봐도 잘 구별하기 힘들다.

암 치료가 어려운 것은 암 세포를 죽이기 위해 항암제를 투여하거나 방사선을 조사(照射)할 때 정상 세포도 다 같이 손상받거나 죽는다는 것이다. 적절한 치료법이라면 무수한 세포들 중에서 암세포만을 찾아내 선택 공격을 할 수 있어야 하는 것이다. 그러나 그런 치료법은 아직 없을 뿐만 아니라 앞으로도 그런 치료법을 찾아내는 것은 묘연해 보인다. 마치 근래 들어 암 의학이 비약적인 진보를 보이고 있는 것처럼 보이지만 치료의 기본은 고대 이집트나 지금이나 외과적인 절제, 즉 종양을 도려내는 것이다.

치료가 어렵다면 암이 악성화되기 전에 조기발견하는 것이 최선인데, 무엇보다 초기암을 발견하기란 최신 진단 기술로도 거의 불가능하다. 1개의 암세포가 1천만 개가 될 때까지 증가해도 우리 몸에는 자각증상이 나타나지 않는다. 게다가 암세포가 발견되는 크기인 약 1억 개가 되면 이미 크게 성장하여 전이의 가능성이 시작된다.

암과 더불어 사는 법을 익히다

최근 이상적인 암 치료의 목표는 면역기능의 활성화, 재발과 전이 방지, 통증 억제와 경감, 정상적인 생리 기능 활성화, 기존 암 치료와 병행, 생명 연장과 삶의 질 향상 등으로 바뀌고 있다.

만일 암이 전이하지 않는다면 그것은 최초에 생긴 원발 부위(원래 발생한 부위)에서만 증식하는 것뿐이므로 현재의 치료법으로서 완치가 불가능한 것은 아니다. 암으로 인해 사망한 사람은 전이로 인해 장기가 기능하지 못하고 치료 불능 상태에 빠지기 때문에 죽는 경우가 거의 대부분이다. 그러므로 현재 의학의 최대 과제 중 하나가 '어떻게 하면 암 전이를 억제할 수 있는가' 하는 문제가 된 것이다.

여기에서 암을 만성질환으로 보고 관리하는 것을 치료의 목표로 삼자는 관점이 나온 것이다. 암 세포 또한 내 몸의 일부이니 싸워서 때려잡아야 한다고 생각할 것이 아니라, 더 이상 나빠지지 않게 관리하면서 지켜보는 것이 현명하다는 것이다.

이상적인 암 치료는 출발부터 다르다. '완치 목적의 치료'에서 '대증적 치료'로 바뀌고 있다. 초기암과 달리 암이 너무 퍼져 근치적 수술이 불가능한 상태라면 암과 싸워 이길 수 있도록 체력을 손상시키지 않는, 꼭 필요한 범위에서만 수술을 해야 한다. 수술을 하더라도 최소 절개를 해서 암세포만을 선택적으로 치료하는 것을 대증적 치료법(Palliative Surgery)이라고 부른다. 환자의 부담이 적은 대체적 치료방법을 선택해서 암이 더 이상 성장하지 않고 삶의 질을 유지하는 데 최종 목표를 두어야 한다.

이때의 관건은 암세포가 악성화되지 않는가 하는 점이다. 암세포는 유전자 변이를 쉽게 일으키기 때문에 분열하면서 전보다 더욱 강력한 악질적인 생명력을 가질 수 있다. 암이 생긴 지 얼마 되지 않았을 때 항암이나 방사선 치료가 효과를 보기도 하는 것은 악성화되기 전의 상태이기 때문이다. 이런 치료 후에도 아직 살아남은 생존력 강한 암세포는 분열증식을 하면서 유전자 변이를 일으켜 전보다 더 강한 생존능력을 획득한다. 이렇게 악성화한 암세포는 같은 항암이나 방사선 치료로는 쉽게 죽지 않으며 약에 대해서도 내성을 갖는다.

따라서 수술, 항암, 방사선 치료를 마치고 효과가 좋았다 해도 치료 후유증과 암의 재발 방지를 위해서는 별도의 노력을 기울여야 하는 것이다. 최근 많은 사람들이 비수술적 치료법에 대한 높은 관심을 보이고 있는 것도 이와 연관성이 있다. 기존의 표준 암 치료 방법이 암세포와 건강한 세포를 무차별적으로 파괴하는 치료법이어서 만족스러운 치료 효과는 보지 못했을 뿐 아니라 부작용이 많았기 때문이다. 환자들은 일상 생활에서 삶의 질을 보장받고 싶어 한다. 더욱이 수술이 불가능한 암 환자, 전이나 재발이 있는 환자, 말기암 환자에게 통증 완화와 삶의 질 향상은 절실하게 필요한 문제다.

대학병원에서 암 환자들이
대접 못 받는 이유

암이 의심되거나 환자가 암이라는 걸 알자마자 개인 의원을 운영하는 나에게 찾아오지는 않는다. 대개는 대학병원(종합병원)에서 표준치료인 수술, 항암 치료, 방사선 치료를 받고 나서 "더 이상 우리 병원에서는 해볼 수 있는 것이 없습니다"라는 식의 말을 듣고 난 후, 백방으로 알아보고 찾아다니다가 나를 방문하는 것이다.

대학병원에서는 수술, 항암, 방사선이라는 3세트의 규격화된 치료에 매진하고 있다. 그러다 전이가 됐거나 치료가 힘든 환자들은 상대적으로 외면받기도 한다. 이유는 바쁘기 때문이다.

내가 레지던트일 때만 해도 서울의 유명 빅5 병원에 지금처럼 암 환자들이 몰리지는 않았다. 항암 치료를 받는 암 환자들이 입원해서 몸을 추스르면서 치료를 받는 것이 충분히 가능했다. 그러나 지금은 항암 치료라면 무조건 외래다. 항암주사를 맞고 나면 환자들은 상당히 힘들어하며 단 며칠간이라도 입원해서 치료를 받고 싶어 하지만 이게 여의치가 않다. 그렇다 보니 요즘에는 암 환자를 위한 요양병원이 많이 생겨나고 있다. 항암주사를 맞은 환자들이 근처 요양병원으로 몰려들고 있다.

그런데도 사람들은 점점 더 서울의 빅5 병원에 몰려드는 듯하다. 그러니 대학병원(종합병원)은 점점 더 바빠지고, 외래에서도 환자들이 의사를 대면할 수 있는 시간은 겨우 2~5분에 불과하다. 5분 이상 시간을 끌면 내쫓기듯 밖을 나와야 한다. 단 5분도 안 되는 시간 동안 당연히 대화는 힘들다. 환자가 자기 몸 상태에 관해 궁금한 것들을 질문하고 정보를 들을 수 있는 기회는 아예 처음부터 원천봉쇄되고 만다. 이런 상황에서 환자들은 무시당했다고 분노하면서 인터넷에서 정보를 뒤지거나 인터넷 카페에 모여 서로의 사연을 하소연한다. 암 환자들은 수많은 대체요법들에 둘러싸여 무엇이 나에게 맞는지 판단할 기준도 갖추지 못한 채 혼란에 빠지거나 맹신한다.

갈 곳을 잃은 암 난민들

이런 사정은 일본의 경우에도 마찬가지인 것으로 보인다. 일본의 대학병원 시스템에서는 규격화된 치료 외에 개개인의 상황에 맞춰 대응을 해주는 것은 불가능해 보인다. 특히 4기 암 환자라면 그에게 치료를 집중할 수 있는 여력이 없다. 맞춤치료를 원한다면 대학병원에서는 환영받을 수 없다. 일본에서는 이른바 '암 난민(癌難民)'이라는 표현까지 등장했다. 암 난민이란 전국 각지의 암센터나 대학병원 등에서 치료할 수 없게 된 암 환자가 의사로부터 방치되어 갈 곳을 잃어버리는 문제를 말한다.

민간 싱크탱크인 일본의료정책기구의 2006년 발표에 의하면 암 환자의 절반은 의사가 최초로 설명하는 치료 방침에 대해 불만을 가지거나 납득 가능한 치료 방법을 택할 수 없었다고 한다. 일본의료정책기구는 이러한 환자들을 보다 좋은 치료를 위해 떠도는 암난민으로 정의하고 일본 전국에서 68만 명에 이를 것으로 추정했다. 이 분석은 일본 도쿄대학과 함께 2005년 1~6월 기간에 암 환자 모임 등을 대상으로 실시했던 앙케이트에서 환자 1,186명의 응답을 추출해 암의 종류 등이 편중되지 않도록 보완해서 밝혀낸 결과라고 한다.

아사히신문 뉴스 정보 사이트인 《아에라》에서 암 난민이 발생하는 이유에 대해 3명의 의사가 모여 대담한 내용을 살펴보면, 일본의과대학 무사시코스기 병원의 카츠마타 노리유키 종양내과 교수는 두 가지 이유로 분석한다. 한 가지는 치료에 관한 바른 정보가 정확히 전달되지 못한다는 것이다. '암은 방치하는 것이 좋다' 등의 위험하고 잘못된 정보가 퍼진 결과 환자들이 헷갈려하고 혼란스러워한다는 의견이다. 또 한 가지 암 난민이 발생하는 이유로는 의사와 환자 사이에 커뮤니케이션이 잘 되지 않는 점을 꼽았다. 그 원인은 의사가 너무 바쁘다는 것이다. 그는 하루에 20명 정도의 암 환자를 진료하기 때문에 환자와 납득이 갈 때까지 충분히 이야기를 나누는 것이 가능하다고 얘기하면서, 종양외과의라면 하루에 100명 가까운 환자를 진료하기 때문에 커뮤니케이션이 제대로 이루어질 수 없다는 말을 덧붙였다. 그 과정에서 환자는 이야기를 제대로 들어주지 않는다든가 방치된다는 느낌을 받는다는 것이다.

일본의 저널리스트인 다치바나 다카시는 자신이 처음 방광암 판정을 받았을 때부터 수술을 하고 이후의 치료를 받기까지 과정을 《문예춘추》에 '나는 암 수술을 했다'는 제목으로 기고한 바 있다. 그의 경우에는 쉬운 수술에 속했기 때문에 수술 시간은 50분 남짓 걸렸지만, 수술 당일 그를 수술한 팀은 하루 평균 4~5건의 크고 작은 수술을 하며 많을 때는 하루 6~7건의 수술을 하기도 한다고 전했다. 자신을 수술한 도쿄대학 비뇨기과의 니시마츠 히로아키 의사와 인터뷰한 내용을 적었는데, 수술에 능한 선생이어서 그런지 늘 수술 일정이 잡혀 있는 것 같고 취재를 위해 만나려고 하면 면담이 가능한 시간은 항상 늦은 밤이었다고 이야기한다.

우리나라도 마찬가지로 대학병원은 많은 환자를 진료하고 전문의 한 명당 수술 집도 건수도 많아서 상당히 바쁘다. 그렇다 보니 환자와 보호자에게 환자의 상태를 충분히 설명하기가 어렵다. 예를 들어 환자가 간암인데 수술도 안 되고 색전술을 했는데도 별 효과가 없다면 대학병원 진료실에서 교수도 말이 없어지곤 하는 것이다.

가끔은 진료실에서 쫓겨나다시피 나오는 사람들도 있다는 걸 알기 때문에, 나는 우리 병원에 찾아오는 환자들에게 비교적 긴 시간을 들여 상담을 한다. 암이란 무엇인지, 이 암은 다른 암에 비해 어떤 특징이 있는지, 표준 암 치료가 가지고 있는 의미는 어떤 것인지, 내가 하고 있는 치료법의 장단점은 무엇인지, 현재 환자의 상태는 어떤지 최선을 다해 자세히 설명한다. 그렇게 하면 환자는 충분히 고민해 보고 생각한 끝에 자신의 몸에 어떤 치료를 할지 스스로 결정할 수 있게 된다.

정형화된 항암 치료, 빅5 병원에 굳이 가지 마라

암이란 중한 병이기 때문에 처음부터 개인의원으로 가서 치료받을 생각을 하진 않는다. 우리나라는 대개 대학병원에서 암 진단을 받는다. 항암 치료는 대학병원에서 주로 이루어지는데, 서울의 유명 빅5 병원에 몰리는 경향이 있다.

그런데 항암 치료를 결정한 환자라면 나는 굳이 메이저 병원으로 갈 것을 권하지 않는다. 예를 들어 유방암에는 어느 항암제를 어느 정도 쓴다는 등의 방법들이 규격화되어 있기 때문에 유명 빅5 병원에 간다고 해서 별 차이가 있는 것은 아니다. 대학병원에서 항암 치료를 받을 때는 사실 어느 교수한테 치료를 받았느냐에 따라 치료법이 달라진다거나 효과가 달라지는 건 거의 없다. 어느 병원이든 항암 치료 프로토콜이 똑같기 때문에 어느 의사가 다른 의사들보다 항암제를 잘 쓰느냐 하는 이슈는 없다. 어느 병원 어느 의사인지에 큰 의미를 둘 필요가 없다.

하지만 사람들은 그 사실을 잘 인지하지 못한다. 더 유명한 병원에서 치료받으면 더 좋은 결과가 있을 것이라는 환상 때문에 특정 병원에 몰리는 경향이 있는 것 같다. 항암 치료를 해야 하는 암환자라면 몸도 힘들 텐데, 지방에서 서울까지 그 몸을 이끌고 항암 치료를 받으러 온다. 서울의 유명하다는 종합병원으로 너도 나도 몰려든다. 최근엔 입원도 시켜주지 않기 때문에 외래에서 잠시 주사를 맞고 돌아가야 하는 코스다. 당연히 환자 입장에서는 힘들 수밖에 없다. 지방에서 올라와 치료받는 환자라고 해서 달리 배려해주는 것도 아닌데, 지방 거주자가 군이 힘든 몸을 이끌고 서울의 빅5 병원으로 항암주사를 맞기 위해 올 필요는 없다고 생각한다.

항암 치료 후 귀가했는데 열나고 합병증이 있으면 대학병원급으로 가야 안전하게 치료받을 수 있는데, 거주지가 지방이라면 그 지방의 대학병원으로 가게 될 것이다. 그런데 그곳에는 이 환자에 대해 잘 알고 있는 의사가 없을 것이고 그렇다면 제대로 치료를 받기가 어렵다. 항암은 정형화된 프로토콜로 치료하는 것이기 때문에 군이 서울로 갈 필요 없이 지방의 훌륭한 대학병원에서 받으면, 환자다운 대접도 잘 받으면서 합병증이 발생했을 때도 제대로 치료를 받을 수 있다.

전북대, 경북대, 부산대 같은 지방의 대학병원도 수술을 잘하고 항암 치료 시스템이 잘 갖춰져 있다. 무리하지 않기를 권한다. 몇몇 서울 거주 환자들은 가까운 병원으로 가도록 권했던 경우도 있다. 굳이 짐 싸들고 아산병원으로 가겠다는 사람에게 이렇게 말했다.

"표준치료이기 때문에 다 똑같아요. 항암 하다 열나고 합병증 생기면 케어를 받아야 하는데, 빅5 이외의 대학병원에서 항암 치료를 받아야 주치의가 좀 더 여유를 가지고 환자를 봐줄 수 있을 겁니다. 항암은 그냥 가까운 곳에서 하세요. 환자만 힘들어집니다."

서울의 유명 종합병원으로 환자가 몰리는 것은 어쩌면 그 정도의 정보밖에 얻을 수 없기 때문인지도 모른다. 환자 입장에서는 다른 선택의 여지가 없는 셈이다. 하지만 전국의 환자들이 서울로, 서울로 몰리는 현상은 환자 입장에서도 좋을 것이 없다. 지방의 대학병원 교수들도 훌륭하다는 사실을 알아주면 좋겠다. 게다가 치료 내용이 같기 때문에 자신의 몸 상태에서 피로감을 덜 줄 수 있는 쪽을 선택하는 것이 훨씬 더 현명하다.

통증 완화 치료엔
하이푸

갑상선도 상당수의 사람들이 혹을 달고 살아가지만, 특히 여성의 경우 유방이나 자궁에 혹이 생기는 경우가 많다. 이것이 크기가 작은 종양이거나 양성이라면 문제가 되지 않지만, 거대근종이거나 악성종양인 암이라면 고민이 시작된다. 대개의 경우 종양이 크면 유방이나 자궁은 잘라내자는 권유를 받기 때문이다. 게다가 환자가 결혼 전이거나 임신 전의 가임기 여성이라면 문제는 더욱 심각해진다. 미용적인 이유도 있지만, 여성들은 자신에게 유방이나 자궁이 없다면 여자가 아니라고 생각하는 경향이 있기 때문에 정체성 문제가 대두된다. 그러다 보니 비수술적 요법을 고려하게 되고, 하이푸 시술 경험이 많은 우리 병원에 하이푸에 대한 문의가 많이 온다.

우리 병원에서 하이푸에 대한 또 하나의 이슈는 3기, 4기 암 환자의 비수술적 종양 제거와 통증 완화이다. 이 경우에도 상당히 문의가 많이 오기 때문에 이번에 책을 쓰면서 따로 지면을 할애해 하이푸에 대한 궁금증에 답하는 기회로 삼고자 한다.

통증만 감소해도 삶의 질이 향상된다

암 환자들이 겪는 가장 흔하고 고통스러운 증상은 바로 통증이다. 항암 치료를 받고 있는 암 환자의 약 30~50%가 통증으로 인한 고통을 겪고 있다. 말기암 환자 역시 80~90%가 심한 통증으로 일상생활을 살아내는 것조차 힘들어한다.

암으로 인한 통증은 초기에는 약물로 조절되지만 이후에는 듣지 않는 경우가 생긴다. 게다가 수술, 방사선 치료, 항암화학요법을 하는 과정에서 치료로 인한 통증이 생기는 측면도 있다. 표준 암 치료인 수술, 방사선 치료, 항암 치료는 육체적인 부작용이 있기 때문에 치료적 한계를 갖고 있다. 표준 암 치료는 병기의 진행에 따라 치료 방법이 정해져 있어 말기암, 전이암 환자의 경우 치료의 선택에 폭이 좁을 수밖에 없다.

암 환자들의 통증은 상상 이상으로 삶의 질을 떨어뜨린다. 송곳으로 찌르는 듯한 느낌, 복막이 터질 것 같은 느낌, 가슴이 찌릿한 느낌 등 생전 겪어보지 못한 다양한 통증 때문에 암 환자들은 단한순간도 편하게 잠을 잘 수 없다고 말한다. 예를 들어 유방암의 경우에 유두에서 피 분비물이 나오는 등의 증상을 겪으면 인생을 살면서 한 번도 겪어보지 못한, 말로 설명할 수 없는 기분을 느껴 삶이 비참해지기도 한다.

암은 그 자체로도 고통이지만, 삶을 포기하고 싶을 정도의 극심한 통증을 겪는 환자를 바라보는 가족의 삶도 송두리째 파괴한다. 암 환자의 대부분은 통증으로 인해 제대로 걸을 수도 없고, 진통제를 복용해도 통증이 조절되지 않는 경우가 많다. 통증으로 일상생활은커녕 지속적인 고통 속에서 하루하루를 보내는 것이다.

어느 간암 말기 환자는 음식 냄새만 맡아도 구역질을 하고, 간의 오른쪽이 부으면서 허리를 구부리거나 누웠다 일어나면 쥐어짜는 고통으로 한시도 잠을 편하게 잘 수 없었다고 한다. 살을 에이는 심각한 통증으로 성격이 예민하고 날카로워져 가족과의 사이도 점점 나빠지고 말았다. 가족들은 환자 대신 아파줄 수 없는 마음에 속이 타 들어가고 매우 힘들어했다.

놀랍게도 이분은 하이푸 암 치료를 받은 뒤 통증을 잊을 수 있게 되었다. 4개월 시한부를 선고받은 상태였는데 하이푸 치료를 받고 간암세포는 사멸되었으며 아파 죽을 것 같은 간암 통증에서 벗어나 남은 삶을 평화롭게 지낼 수 있었다. 그동안 10분도 편하게 잠을 잘 수 없었는데 이제는 통증 때문에 깨는 일 없이 푹 잘 수 있어서 살 것 같다고 매우 좋아하는 걸 봤다. 통증이 줄어들면서 마음의 안정을 찾았고 가족들도 편안해 보이는 환자를 보며 마음의 부담을 덜 수 있었다.

암 환자는 물론 환자의 가족들을 위해서라도 통증 치료는 매우 필요한 것이다. 통증은 암 환자에게도 고통이지만 아픈 모습을 곁에서 지켜봐야 하는 가족에게도 큰 마음의 상처로 다가오기 때문이다. 하이푸 암 치료는 암세포를 직접 사멸하는 것은 물론 통증을 줄여서 환자와 가족들의 더 나은 '삶의 질'을 위해 큰 도움을 주는 것은 확실하다.

하이푸의 암 통증 치료 원리

암 환자의 통증 원인은 다양하지만 대개 암세포가 신경까지 뻗어나가 신경세포를 자극하고 주변 장기를 압박하여 발생한다. 암 중에서도 가장 큰 통증을 유발한다는 간암와 췌장암을 살펴보자. 간암의 통증은 간을 둘러싸고 있는 섬유성 피막에 암세포가 전이되는 과정에서 횡경막, 복막 등을 자극하여 발생한다. 또 췌장암의 통증은 췌장 주변의 후복막 신경을 자극하여 발생하는 것이다. 등에 극심을 통증을 느끼기 때문에 눕지도 못하고 앉아서 졸거나 엎드려서 잠드는 경우가 많다. 당연히 숙면을 취하는 것은 기대하기 힘들다.

하이푸가 극심한 통증을 개선할 수 있는 까닭은 암 종양을 태우는 과정에서 주변의 신생혈관까지 파괴되어 통증 전달 경로가 차단되기 때문이다. 암 종양이 괴사되어 주변의 신경, 장기, 뼈 등을 더 이상 압박하지 않게 되면서 2차적으로 환자가 다양하게 느끼는 통증이 줄어든다.

암세포와 정상세포의 차이는 혈관에 있다. 이 둘은 매우 유사한 조직구조를 보이고 있지만 혈관만큼은 큰 차이를 보인다. 혈관은 우리가 태아일 때 대부분 생성되는데, 성인이 된 후에는 상처, 사고 등으로 혈류가 유실되면 혈관의 기준치를 회복하기 위해 신생혈관이 발생되는 경우가 있지만, 정상 평균치를 회복했다면 인체 스스로 신생혈관이 발생되지 않도록 억제 장치가 가동된다. 그러나 질병에 걸리면 이 억제장치가 제대로 작동되지 않는다. 신생혈관이 비정상적으로 발생하고, 지나친 신생혈관 발생은 곧 암으로 이어진다.

암은 신생혈관으로부터 산소와 영양분을 공급받는다. 혈관 시스템이 제대로 작동한다면 암세포가 산소, 영양분들을 공급받을 수 없지만 혈관 시스템이 무너지는 순간 신생혈관이 기하급수적으로 발생하면서 암이 생긴다. 따라서 암을 잡기 위해서는 혈관을 잡아야 한다는 이야기가 나오곤 한다.

하이푸 치료로 통증이 개선되는 데에는 한 가지 더 주목할 만한 원리가 있다. 하이푸로 태운 암 종양 주변에 암세포에 대응할 수 있는 항체항원반응이 일어나고, 이러한 반응을 통해 암으로부터 정상 조직을 보호하는 면역반응이 활성화되는 것이다. 하이푸 치료로 활성화된 면역세포는 암세포 주변을 건강한 환경으로 만들어주며 몸 전체의 면역을 좋게 하여 통증에 대한 대응력을 강화시킨다.

초음파 원리와 하이푸의 치료 효과

하이푸는 초음파 에너지를 한 초점에 모아서 생긴 에너지로 종양을 치료하는 것이다.

진단 목적의 초음파는 복부검사의 경우 3.5~7.5MHz, 정형외과 영역에서는 5~10MHz를 쓰는데, 치료 목적의 초음파는 진단 목적의 초음파보다 낮은 주파수를 쓴다. 주파수가 높을수록 깊은 곳까지 초음파의 투과가 이루어지지 않는다. 깊이가 증가함에 따라 초음파의 세기가 감소하는 현상이 있는데, 이 감쇠(attenuation) 현상은 반사, 산란, 흡수에 의해 발생한다. 하이푸는 0.8~3.5MHz의 주파수를 쓰는데 보통 1MHz 내외를 많이 쓴다.

초음파는 인체 조직을 통과할 때 해롭지 않으나 초점을 형성하는 고강도의 초음파는 조직의 종류에 상관 없이 응고괴사(coagulative necrosis)를 일으킬 수 있을 만큼 충분한 에너지를 발생시킨다. 하이푸의 작용 기전은 열 효과(heating effect), 공동화 효과(acoustic cavitation) 등에 의해 조직을 파괴하는 것이다.

일반적으로 초음파가 지나갈 때는 초음파 에너지가 흡수되며 열에너지로 변환되지만 조직에 열이 축적되지 않고 사라진다. 그러나 돋보기로 햇빛을 모으듯이 한 초점에만 강한 초음파에너지를 집속시키면 초점에는 비가역적(非可逆的)으로 세포가 죽을 수 있을 정도의 열이 발생해 응고괴사를 일으킨다. 치료하는 동안 초점의 온도는 80도 이상으로 빠르게 상승되는데, 초점과 주변 조직 사이에 온도 차이가 커서 괴사 조직과 주변의 정상 조직 간에 뚜렷한 경계를 보인다.

초음파가 조직을 진동시키면 분자 구조에서는 압축과 팽창이 번갈아 일어난다. 세포가 팽창하는 동안 세포 안의 액체 속에 녹아 있던 기체가 기포를 형성하면서 나오고, 압축할 때는 세포막을 파괴하면서 세포 밖으로 나온다. 이러한 작용으로 세포를 괴사시킬 수 있다.

그러면 하이푸는 주로 어떤 상황에서 효과적으로 쓰일 수 있을까. 초음파는 공기를 통과하지 못하기 때문에 위, 대장, 폐처럼 공기를 많이 포함하고 있는 장기는 치료하기 어렵다. 신경이 열에 약하기 때문에 중추신경과 가까운 척추와 뇌 부위도 하이푸는 잘 쓰지 않는다. 하이푸 치료로 효과를 기대할 수 있는 곳은 자궁, 간, 췌장, 신장, 유방, 근육, 뼈 등의 장기에 생긴 종양 치료이다.

힘들면
심리치료를 고려하라

개인적으로 얼마 전에 치료했던 유방암 환자와 상담을 하면서 많은 고민을 하게 됐다. 치료법을 선택하는 과정은 쉽지 않았다. 아직 젊은 나이였던 터라 공부도 끝까지 해야 하고 결혼도 해야 하는 상황에서 유방암 진단을 받았기 때문에 많이 힘들어하는 모습을 지켜봐야 했다. 특히 환자의 어머니는 한동안 제정신을 차리지 못하는 지경이었다.

암 환자 보호자들은 워낙 삶이 많이 피폐해지다 보니까 미국이나 유럽에서는 보호자들의 정신과 상담은 보편화되어 있다. 일본에서도 암 전공의들이 정신과 진료를 권하는 모습을 자연스럽게 볼 수 있다. 그러나 우리나라에서는 암 환자나 보호자들이 심리치료를 받는 것이 보편적인 모습이 아니다. 의료 쪽에서도 이 부분에 관심을 보이는 사람은 별로 없다.

얼마 전 대학병원 주치의 한 분이 힘들어하는 환자 보호자들을 위해 심리적, 정신의학적인 치료와 지지가 필요하다고 생각하던 차에 정신과 쪽에 협진을 의뢰해서 부탁을 한 적이 있다고 한다. 공식적으로 컨설팅을 의뢰한 터라 내심 효과를 기대했는데, 다녀온 보호자들이 말하기를 귀찮아하는 듯한 느낌을 받았다며 오히려 더 안 좋아하더라는 것이다. '도대체 나한테 왜 이런 걸 의뢰했어? 암환자 보호자는 왜 보냈어'라는 느낌이 은연중에 전달된 듯하다. 오히려 보호자들은 성의 없는 진료 때문에 기분이 안 좋았다는 얘기를 전했다고 한다.

심리적 건강은 삶의 질로 연결된다

사람들은 암이라고 진단을 받는 순간 당황하면서 패닉 상태에 빠진다. 앞으로 수술, 항암, 방사선 치료 등 힘든 투병 생활을 감내해야 할 것이라는 불안감이 엄습하며, 이 병으로 죽을 수도 있다는 공포감과 좌절감에 사로잡히기도 한다. 신체상의 변화로 인해 삶에 대한 자신감을 잃고 스트레스에 시달리며, 삶에 대한 통제력을 잃은 것 같은 감정의 변화를 경험하기도 한다.

특히 수술, 항암 치료, 방사선 치료 후 찾아오는 부작용들은 일상의 컨디션을 더욱 나빠지게 할 수 있다. 암 환자의 4분의 1은 우울증을 경험한다고 한다. 암 환자의 심리 상태는 단순한 우울감과는 달라서 심각한 스트레스를 야기시켜 정상적인 일상생활을 방해해

암 치료 자체를 어렵게 만들 수도 있다. 게다가 암은 질병 그 자체만의 문제가 아니다. 심리적인 문제는 물론 직장생활, 사회생활, 경제적인 문제, 종교적인 문제 등도 의학적인 측면 이상으로 중요하게 얽혀 있다.

또 우리나라 의료 현실에서는 암 환자의 보호자에 대해 충분한 관심을 가지고 있지 못하다. 암 등의 질병을 비롯해 사고나 자살로 가까운 가족을 잃은 사람들은 그 충격으로 큰 상실감을 느낀 나머지 일상생활을 못할 정도로 힘들어하는 사람들도 있다고 한다. 그런 분들을 대상으로 상실치료를 하고 있는 심리치료사가 있어서 얼마 전, 암 환자나 암 환자 가족을 위한 심리상담을 하고 있는 사람이 있는지, 왜 그런 사람을 찾기가 힘든지 물어볼 기회가 있었다. "암 환자나 가족을 위한 심리상담이 가능하려면 심리학 공부뿐 아니라 죽음, 죽어감 등에 대해 충분히 공부가 되어 있어야 합니다. 환자나 가족을 이해하고 도와줄 수 있도록 생사학 공부가 필요합니다"라는 답변을 들었다. 암 환자나 가족들을 위한 심리치료가 활성화되려면 이 부분에 관해 해결이 돼야 할 모양이다.

말기암 환자는 죽음을 겪는 당사자이지만 그 죽음에 대해 우리에게 이야기를 들려줄 기회는 없다. 다만 환자에게 죽어감에 대한 이야기를 들을 수는 있다. 반면에 암 환자의 가족들은 죽음을 목도하게 되는 당사자들이다. 부모나 형제자매를 중병으로 잃었던 경험이 있는 사람은 그것이 트라우마가 되어, "아버지가 50세에 돌아가셨는데 나도 아마 그 나이를 못 넘길 거야"라든지 "형이 수술을 받다가 죽었는데 나도 수술을 받으면 그렇게 될 거야"라는 식의 생각에 사로잡히는 경우도 있다. 부모형제의 죽음을 겪었던 경험으로 인해 자신이 같은 병을 얻었을 때 적극적으로 치료에 임하지 못하고 심리적인 압박감을 견디지 못하는 사례를 의사들은 가끔 목격한다.

말기 암 환자들은 심리적 스트레스로 인해 우울증은 물론이고 일상생활로 제대로 복귀하지 못하는 적응장애를 겪기도 한다. 또 심리 문제와는 조금 다르지만, 몸 상태가 나빠지면 머릿속이 혼란스럽고 말이 앞뒤가 맞지 않게 되고, 낮과 밤이 바뀌어 잠을 못 자는 등 섬망이라 부르는 증상이 나타나기도 한다. 이것은 다른 질병에서도 나타날 수 있는 증상으로 중환자실에서 자주 볼 수 있는데, 의식이 흐려지면서 착각이나 망상이 있기도 하고 헛소리나 잠꼬대가 심해지기도 한다. 흥분했다 불안했다 고민에 빠지기도 하는 등의 증상이 동반되기도 한다.

3명 중 1명이 암에 걸린다는 일본의 사례

우리나라에도 암 환자들이 겪는 불안 심리를 도와줄 심리치료 사례가 있다면 좋을 텐데 아직까지 소개할 만한 경우를 찾아보기가 힘들어서 일본의 사례를 찾아보았다. 일본은 우리보다 고령화사회를 먼저 겪었고 노령의 가족을 돌보느라 사회생활을 포기한 자녀가 경제난에 시달리다가 자살하는 등의 사회적 문제를 먼저 겪은 바 있다. 이른바 '개호(介護)'를 둘러싼 문제들이다. 암으로 인한 사망률이 높아지는 원인으로 꼽히는 것 중 첫 번째가 고령화다. 사실 모든 세포는 암으로 변할 가능성을 품고 있고 사람은 누구나 죽는 것이다. 암이란 것이 살아 있는 동물의 숙명이라면 평균연령이 높아지면서 암 환자가 많아지는 것은 당연한 결과다.

인구 2명 중 한 명이 암에 걸리고 3명 중 한 명이 암으로 사망한다는 일본의 정신과 진료는 정신과, 신경과, 심료내과(心療內科), 정신종양과(精神腫瘍科) 등으로 세분화되어 있다. 정신과나 신경과는 한국과 비슷하다고 생각해도 되지만, 심료내과와 정신종양과는 한국에서는 볼 수 없는 진료과목이다.

심료내과를 진료 과목으로 두고 있는 일본의 몇 군데 병원에서 설명하고 있는 것을 참고하면, 심료내과는 심신의학을 내과의 영역에서 실천하는 진료과목이라고 생각하면 된다. 좀 쉽게 풀자면 '마음과 몸, 그리고 그 사람을 둘러싼 환경 등을 고려해서 각기 요소를 분리하지 않고 통합적으로 보고자 하는 의학'이라고 할 수 있다. 검사를 하면 염증도 없고 별 다른 이상이 없다고 진단을 받지만 환자는 불편함을 느낄 때 심료내과를 간다. 장의 활동에 이상이 있어 복통이나 변비, 설사 등의 증상이 나타나는 과민성대장증후군 등이 여기에 해당한다. 섭식장애(거식증, 폭식증), 만성두통, 공황장애 등의 환자도 심료내과를 내원한다고 한다.

이 부문에서 '스트레스가 관여하고 있다'고 자주 이야기된다. 스트레스만이 아니라 유아기의 체험이나 성격, 사회적 스킬이나 대처방법에 문제가 있는 경우도 있다. 사회적인 요인이라는 것은 사회에서의 노동환경이 열악하다든가 가족관계에 문제가 있다든가 재해로 인한 트라우마가 있는 경우 등을 가리키는데, 심리적 요인과 확실히 구별되는 것은 아니다.

정신과와 비교를 해보자면, 정신과는 정신질환을 전문으로 취급하는 과이다. 간단히 말하면 마음의 증상, 마음의 질병을 취급하는 과라는 것이다. 마음의 증상이란 불안, 답답함, 불면, 안절부절못함, 환각, 환청, 망상 등이다. 반면 신경과는 뇌신경계의 질환에 집중한다. 뇌혈관장해나 파킨슨병, 신경병증(neuropathy) 등의 신경 질환을 취급하는 과이다.

또 우리가 궁금해하는 '정신종양과(Psycho-Oncology)'는 암과 정신, 심리의 상호 영향을 다룬다. 과거에는 환자에게 암의 고지를 하지 않았던 것이 일반적이었다가 1970년대 무렵부터 바뀌면서 발전해온 것으로 보인다. 점점 암이 드물지 않은 질병이 되었기 때문이다. 정신종양과는 암의 치료에 있어 모든 시기의 암 환자와 가족들에게 최적의 심리 케어를 제공해 최적의 암 치료가 실시될 수 있도록 돕는 것이 목적이다. 고령자가 많은 일본의 병원에서는 개호보험, 가족지원 등이 마련되어 있는 곳이 많은 것으로 보인다.

암 환자를 지켜본다는 것은 가족이 죽음에 직면하는 가혹함을 경험한다는 것을 의미한다. 예전부터 '불치의 병'이라는 이미지가 강했던 암은 검진의 보급이 확산되자 조기발견할 확률이 높아지고 치료법도 발전하면서 완치 판정을 받는 사례도 늘고 있지만, 진행되어 증식하는 암세포가 다른 장기까지 퍼져 원격전이라도 되면 종류에 관계 없이 많은 경우 완치를 기대할 수 없다. 그로 인해 환자나 가족들은 죽음에 직면할 수밖에 없는 것이 현실이다.

환자와 항상 함께 지내고 있는 것은 가족이다. 의료진도 환자를 대신해 가족에게 당부하는 것이 있을 것이고, 환자도 가족에게 기대하는 점이 있을 것이다. 한결같이 부담을 껴안고 있게 되고 환자와 비슷한 수준의 심적 고통이 꾹꾹 억눌려 있을지 모른다. 잠들지 못한다, 현기증이나 휘청거림이 있다, 식사가 맛있지 않다 등 스트레스에 관련된 증상에 대한 대응, 심적 고통에 대한 상담을 일본의 정신종양과에서는 일반 보험진료로서 시행하고 있다.

평균수명 90세가 다가온다고 하지만 여전히 죽음이란 정해진 때에만 찾아오는 것은 아니다. 누가 갑작스러운 죽음을 맞이하게 될지는 아무도 모른다. 『숨결이 바람이 될 때』는 스탠포드대학에서 레지던트 마지막 해를 보내다가 폐암이 발견된 서른여섯 젊은 의사의 마지막 순간을 담은 책이다. 저자인 폴 칼라니티는 수없이 많은 생과 사를 목격하면서 레지던트로서 꿈꾸었던 가장 높은 이상은 목숨을 구하는 것이 아니라, 환자나 가족이 죽음이나 질병을 잘 이해하도록 돕는 것이었다고 말한다. 그리고 그가 신경외과를 선택하겠다는 결심을 굳히는 순간을 이야기하면서, 선배인 소아신경외과 의사가 악성으로 의심되는 뇌종양 아이의 부모와 앉아 나누던 이야기를 들으며 느꼈던 감정을 말한다.

"내가 아는 건 당신의 삶이 이제 막 변했다는 겁니다. 앞으로 기나긴 싸움이 될 거예요. 남편분도 잘 들으세요. 서로를 위해 자기 자리를 잘 지켜줘야겠지만 필요할 때는 꼭 충분히 쉬어야 합니다. 이런 큰 병을 만나면 가족은 하나로 똘똘 뭉치거나 분열하거나 둘 중 하나가 되죠. 그 어느 때보다 지금 서로를 위해 각자의 자리를 잘 지켜야 해요. 아이 아버지나 어머니가 침대 곁에서 밤을 새우거나 하루종일 병원에 있는 일은 없었으면 합니다. 아시겠죠?"

신경외과 의사는 이어서 예정된 수술, 예상되는 결과와 가능성, 지금 결정해야 하는 것들, 고려해야 하지만 당장 결정할 필요는 없는 것, 아직 전혀 걱정할 필요가 없는 문제들을 차례로 설명해 주었다. 그동안 아이의 부모는 여전히 편치 않은 기색이었지만, 창백하고 칙칙하고 멍해 보이던 얼굴이 점차 결연한 표정으로 바뀌더라는 것이다.

의사와 어떤 대화를 나누었는지에 따라 가족이 죽음을 기억하는 방식이나 마지막을 보내는 방식이 바뀔 수 있다는 점에서 나 또한 인상에 남는 대목이었다.

암 환자에게 심리치료가 필요할 때

많은 암 환자들은 심리적 문제를 안고 있다. 암이 의심스러울 때,

암의 진단을 들을 때, 검사나 치료를 할 때, 증상이 새로운 국면을 맞았을 때 등 암의 모든 과정에서 환자는 괴로움을 경험한다. 많은 암 환자가 기분이 침울해지거나 불안을 느끼는 등의 증상을 겪는다. 쉽사리 잠들 수가 없고, 도중에 몇 번이나 깨버리는 불면 증상도 많이 볼 수 있는 증상이다. 증상이나 치료 때문에 일이나 가사 일을 쉬지 않으면 안 되어 초조함이나 미안함을 느끼는 사람도 있을 것이다. 적극적인 치료에서 완화를 중심으로 한 치료로 이행하는 환자 중에는 '나는 이제 쓸모없는 것이 아닌가', '내 인생이 무슨 의미가 있을까' 등 자기 가치나 인생의 의미에 대해서 혼란스러워 하는 경우도 있을지 모른다.

심리적 고통을 경험하는 환자의 상태는 자신은 물론이고 가족의 입장에서도 부담이 될 뿐 아니라 때로는 암 치료에 지장을 받는 경우도 있다. 잠들지 못한다, 밥맛이 없다, 피로가 풀리지 않는다 등의 증상이 있는 경우는 조기 대응이 중요하다.

일본 국립암연구센터 중앙병원 지지요법개발센터장 우치토미 요우스케에 의하면 일본의 연구를 포함한 국제적 연구에서 암 환자에게 우울증이 나타나는 것은 16.5%, 적응장애 15.4%, 불안장애 9.8%라는 결과가 있다. 여기서 적응장애란 뚜렷이 확인할 수 있는 스트레스 요인에 의해 현저한 고통이나 기능장애가 생기는 것을 말한다. 재발했을 때는 우울증이나 불안의 비율이 껑충 뛰어 50~60%가 된다고 한다. 스웨덴 조사에서는 500명 중 한 명이 절망감을 견디지 못하고 자살하는 것으로 나타났다.

2010년 현재 일본에서 정신종양의(정신과의, 심료내과의)가 상근으로 배치되어 있는 시설은 도(都) 도(道) 부(府) 현(県) 암진료 제휴거점병원에서는 84%, 지역암진료제휴거점병원에서는 65%라고 한다.

심리적 요인에 의해 일어나는 불면이나 식욕부진, 기분 처짐 등에 대해 정신의학적인 치료를 포함한 도움을 제공해 암 환자나 가족의 심리 케어와 삶의 질 향상을 돕는 것이 정신종양과의 치료 목표다. 자기다움을 잃지 않고 가능한 보통 때처럼 생활을 유지하면서 치료에 전념할 수 있도록 정신적인 면에서 도움을 주고 있다.

다음과 같은 경우에는 심리상담을 하라고 권하고 있다.

• 암 고지 후 머릿속이 새하얘져서 일이나 집안일이 손에 잡히지 않는다.
• 불안이 심해서 치료를 시작할 수가 없다.
• 의욕이 나지 않고 치료를 계속할 수가 없다.
• 몸 상태 때문에 마음도 괴롭다.
• 잠이 오지 않는다.
• 직장이나 가족에 폐를 끼쳐서 미안하다.
• 섬망 증상이 있다(머리가 혼란스럽고 멍하다, 낮과 밤이 바뀌어 잠을 못잔다 등)
• 본래 정신과나 심료내과 증상이 있어 암 치료 중에도 도움이 필요하다.

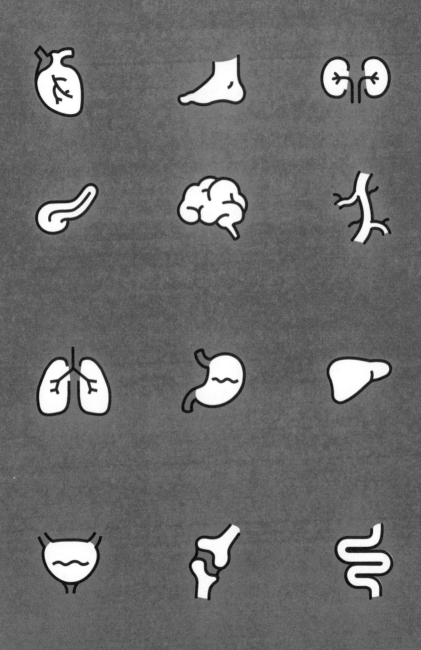

CHAPTER 5

환자가
꼭
알아야 할
최소한의 상식

항암 치료,
할 것인가 말 것인가

가끔 보호자들이 환자의 항암 치료를 해야 할까 말아야 할까 고민할 때가 있다. 비교적 항암이 잘 듣지 않는 암이라면 그럴 수 있다. 이럴 때 진행이 많이 된 암이라면 환자와 보호자는 선택을 해야 한다. 항암제를 썼을 때 남은 수명을 연장할 수 있는가. 남은 여명 동안 삶의 질을 얼마나 보장할 수 있는가. 그런 것들을 생각해야 할 것이다.

사실 항암제를 쓰는 것이 별 의미가 없는 암도 있다. 간암의 경우엔 써볼 약이 거의 없고, 췌장암은 젬시타빈(Gemcitabine), 폴피리녹스(FOLFIRINOX) 등이 있다. 5개 정도의 항암제를 순차적으로 주입하는 폴피리녹스는 '항암제 칵테일'이라는 표현을 쓰기도 하는데, 연구 결과 젬시타빈에 비해 전이암 환자의 경우 4개월 정도 여명이 길다는 통계가 나와 있다. 다만 합병증이 있는 편이라서 처음부터 권하지는 않는다.

다른 암들도 1차 항암제, 2차 항암제를 써보고 효과가 없었다면 이미 내성이 생겨버렸을 가능성이 크다. 약이 계속 바뀌어도 항암제는 별 의미가 없을 것이다. 4기 암 환자는 항암제에 반응을 보일 확률이 떨어지는데 혹시 반응을 보이더라도 여명이 한 달 내지 석 달 정도로 예상된다면 무리하게 항암 치료를 할 필요가 있을까 싶다. "난 끝까지 파이팅을 할 거야" 하면서 항암제를 계속해서 맞아도 되지만, 남은 여명을 투병생활에 올인하는 것 말고도 다른 선택을 할 수도 있다.

암 치료의 여러 단계마다 선택해야 할 것이 있다

내가 레지던트일 때 30대 중반의 젊은 남자가 간 파열로 응급실에 실려왔다. 쇼크 상태로 실려온 환자인데 죽기 일보 직전이었다. 복강에 피가 차올라 있었기 때문에 의료진들이 모여 응급수술로 지혈을 해서 살려냈는데, 상태가 너무 안 좋았기 때문에 바로 검사는 하지 못했다. 어느 정도 혈압이 오르고 상태가 호전된 다음 검사를 실시했는데 간암으로 인한 간 파열 진단이 나왔다. 어렸을 때부터 간염에 걸렸던 것이 원인인 것으로 보였다.

처음에 환자는 내과에서 항암 치료를 해야 할지 말아야 할지 고민했다. 결국 그는 회복 후에 다른 적극적인 치료는 하지 않고 가족들과 여행하면서 삶을 정리하는 쪽을 택했다. 가족들과의 여행

후에 상태가 확 나빠져서 병원으로 온 환자는 중환자실로 가지 않고 일반 병실에서 가족들이 지켜보는 가운데 편안히 떠나갔다. 그날 2만 볼트에 감전되어 응급실에 실려온 사람을 비롯해 하룻동안 3명에게 사망 진단을 내렸던 날이라서 또렷이 기억에 남는 사례다.

암 진단을 받는다는 것은 환자에게 엄청난 스트레스를 주는 경험이다. 환자는 물론이고 가족 전체의 삶을 바꿔놓는다. 더군다나 젊은 날의 암 진단이라면 더욱 그렇다. 30대에 죽는다는 건 현대에는 드문 일이지만, 죽음 자체는 드문 사건이 아니다. 아들딸의 불치병 진단만으로도 부모의 정돈된 세계는 뒤집혀버릴 것이다. 병명을 들었을 때 너무 충격적이어서 뇌파가 일시 중단되면서 이상 증상을 겪는 경우도 있다. 이런 현상을 '심인성 증후군'이라고 하는데, 사람들이 나쁜 소식을 들었을 때 졸도하는 경우도 여기에 해당한다. "암으로 보입니다"라는 이야기를 듣는 순간 환자는 바로 전날까지 살아왔던 삶과 앞으로 살아가게 될 삶 사이에서 엄청난 간극을 느끼지 않을까.

폐암 선고를 받은 서른여섯 젊은 의사의 마지막 순간을 담은 『숨결이 바람이 될 때』라는 책에서는 암 환자의 물리적 고통과 심리적 갈등을 잘 들여다볼 수 있다.

항암 치료를 할 것인가, 여명치료를 할 것인가, 앞으로의 삶에서 가장 중요한 것은 무엇인가 등의 물음에 혼란스러울 때 의사이자 환자였던 글쓴이의 생과 사를 대하는 모습에서 많은 걸 생각해 볼 수 있다. 글쓴이 폴 칼라니티는 스탠포드 대학에서 교수 자리를 제안받은 전도유망한 레지던트였다. 혹독했던 10년의 수련 기간을 버티고 레지던트 생활을 열다섯 달 남겨둔 때에 그는 원인을 알 수 없는 체중 감소, 전에 없었던 요통이 찾아온 후 가슴에 통증을 여러 차례 느끼면서 기침이 끊임없이 이어졌다고 한다. 폐암 진단을 확정받고 나서 그는 발밑의 땅이 흔들거리고 꺼지는 듯한 느낌이었다고 고백한다. 암 진단을 받고 나면 '언젠가 죽는다'는 것을 알게 되지만, 그게 언제가 될지는 모른다. 죽음 없는 삶이란 없는 법이지만, 그래도 시한부 선고와도 같은 암 진단은 사람을 불안하게 만든다.

그는 치료 가능한 변이 EGFR 진단을 받고 하얀 알약 타세바를 복용한다. 많은 사람들이 암 진단을 받으면 일을 아예 그만두거나 아니면 정반대로 일에 몰두한다. 시간이 얼마나 남았는지 알면 앞으로의 인생 계획을 짜는 것이 쉬울 테지만, 의사도 통계를 말할 수 있을 뿐 그걸 정확히 알 수는 없다. 남은 시간이 10년이냐, 2년이냐, 두 달이냐에 따라 인생의 계획은 달라질 것이다. 그러나 시간이 얼마나 남았는지 확실히 알 수 없다면 계획 수립은 난감해진다.

폴 칼라니티는 남은 신경외과의 과정에 다시 뛰어들면서 수술과 환자를 책임지기 시작하고 결국엔 수료식만을 남겨둔다. 그러나 또 다른 암 덩어리가 발견되면서 항암 치료가 시작되고 그는 '신경외과의'라는 인생 계획을 내려놓고 글쓰기를 택한다.

환자는 암 진단과 동시에 지금까지와는 다른 방식으로 사는 법을 배워야 한다고 그는 말한다. 죽음은 누구에게나 찾아오지만 설사 죽어가고 있더라도 실제로 죽기 전까지는 여전히 살아 있기 때문이다. 초기 암 환자라면 오히려 남은 삶을 사는 동안 생활습관이나 가치관을 바꾸는 기회를 얻기도 하지만, 전이암 환자라면 얘기는 또 다르다.

폴의 항암 치료 효과는 다음날 바로 나타났다. 아주 피곤했고 온몸이 나른했다. 즐거웠던 식사는 바닷물을 마시는 일처럼 되어버렸다. 며칠이 지나자 텔레비전 시청과 억지 식사가 주요 일과가 되었다. 불쾌감은 점차 줄었고 다음 번 약물 주사를 맞을 때가 되자 몸은 정상적인 상태로 돌아왔지만, 이런 과정은 되풀이되었다. 사소한 합병증으로 병원을 드나들었고 복직은 꿈도 못 꾸게 되었다.

얼마 후 익숙한 메스꺼움과 달리 감당할 수 없을 정도의 녹색담즙을 토하고 응급실로 간 폴은 3차 치료제도 반응을 보이지 않자 결과를 확신할 수 없는 무리한 치료보다 옹알이하는 딸과 놀 수 있는 쪽을 선택한다. 죽음이 더 확실히 빠르게 찾아올지라도 연명을 위한 공격적 조치를 거부한 것이다.

현대인의 암 투병은 긴 여정이다. 여명이 얼마 남지 않았더라도 마찬가지다. 앞으로 어떤 치료법들이 새로 등장할지 알 수 없는 데다가 개인마다 질병의 양상은 다르기 때문이다. 게다가 환자가 남은 삶을 어떻게 살지 결정하기에 따라 치료는 달라질 수 있다.

맑은 의식을 포기하더라도 연명치료를 선택할지, 삶의 질에 의미를 두는 다른 방법을 선택할지는 의사나 과학이 결정할 수 없는 문제다.

유방암은 우선 항암부터

항암제 효과는 암마다 달라서 환자가 항암 치료를 받을지 말지 고민하는 심정도 이해는 간다. 간암이나 췌장암은 웬만하면 항암제가 잘 듣지 않기로 유명해서, 실제로 간암이나 췌장암 환자 중에 항암 치료를 받았다는 사람은 보기 힘들다. 전반적으로 항암제 효과가 그렇게 좋지 않은 암이라면 무리하게 항암을 할 필요는 없다.

그런가 하면 유방암의 경우에는 좀 다르다. 유방암은 항암제가 비교적 잘 듣기 때문에 먼저 항암 치료를 한 후에 수술하기를 권하는 경우가 많다. 내가 하이푸 시술에 경험이 많다는 얘기를 듣고 가끔씩 유방암 환자가 내원하는데, "항암은 하기 싫고 하이푸 시술만 받겠다"고 하는 환자들을 돌려보내는 경우도 많다. "유방암은 다른 암과 달라서 대학병원으로 가서 항암 치료를 받으시는 게 좋습니다"라는 것이 나의 의견이다.

물론 유방암 환자도 머리가 빠지거나 구토로 인해 응급실 신세를 질 수는 있다. 그러나 다른 암 환자들처럼 심하게 피폐해지지 않으며, 다른 암에 비해 유방암은 항암제에 반응을 잘 보이고 치료가 잘 된다. 전이나 재발이 있거나 내성이 생기는 경우도 있지만, 처음으로 유방암 진단을 받은 상황이라면 첫 치료에서는 항암 치료가 중요하다.

"몇 달만 눈 딱 감고 고생하시면 그게 더 좋습니다"라고 이야기 하는 이유는 항암과 방사선 치료를 한 후에 수술을 하면 완치율이 굉장히 높아지기 때문이다. 항암을 한 그룹과 항암을 하지 않은 그룹의 대규모 비교 연구에서 항암을 한 그룹이 암 사망률 30%, 재발률 37%가 낮아졌다는 통계가 있다. 따라서 유방암 0기나 1기가 아닌 이상은 항암을 권하고 있다.

암이 어느 정도 성장하면 암은 자기가 자라난 곳을 떠나 신천지로 진출하려고 한다. 세포 덩어리가 통째로 옮겨가는 것이 아니라 세포 차원에서 전이가 이루어진다. 암으로 변한 세포가 혈관이나 림프관으로 파고들어 인체의 다른 부분으로 옮겨가는 것인데, 어디로 가는지는 혈액이나 림프액에 달렸다. 체내의 다른 부위에 다다르면 거기서 다시 자기증식을 거듭해서 새로운 암세포 덩어리를 이루는 것이 바로 '전이' 과정이다.

유방에는 많은 림프절이 퍼져 있기 때문에 유방암은 전이되기가 쉽다. 겨드랑이 림프절을 통해 암이 전이되는 경우는 상당하다. 유방암이 '전신암'이라는 별명을 갖고 있는 이유는 재발이나 전이가 있을 때 온몸에서 천천히 오기 때문이다. 유방암은 다른 암에 비하면 진행이 더디고 초기 생존율이 높은 반면에 전이, 재발이 되면 점점 치료가 어려워진다. 다른 암들과 마찬가지로 전이, 재발의 경우에는 체력이 저하되고 면역력이 떨어지면서 항암 치료, 방사선 치료를 힘겨워하는 사람도 늘어난다.

유방암이 전이나 재발이 되었을 경우에는 예후가 좋지 않은 경우도 생겨나며, 이때는 급성으로 오는 증세들을 진정시키는 것이 중요하다. 출혈이 심하다거나 통제가 불가능한 덩어리들이 있다거나 하는 상황에 맞춰 치료를 해야 한다. 우리 병원의 경우에는 이럴 때 면역항암제인 키트루다 치료가 좋은 효과를 나타내는 경우가 많았다.

41세의 유방암 환자가 있었는데, 항암 치료와 수술을 하지 않고 버티다가 증상이 악화된 채로 나를 찾아왔다. 뒤늦게 대학병원에서 항암을 시작했지만 덩어리가 크게 줄어들지는 않았고 빈혈 수치도 6까지 떨어져 있는 상태였다. 짓무르고 피가 나는 상태여서 동맥내 혈관치료를 하면서 암으로 가는 주요 혈관들을 죽였다. 하이푸 시술 후 출혈은 멎었고 통증이 많이 없어져서 그날 밤 편하게 잘 수 있었다.

시술 후 검사에서 덩어리도 많이 없어져 있었고, 유방암 치료 중에서는 좋은 사례에 속했다. 그렇지만 항암 치료와 하이푸를 병행하면 항암 치료의 효과가 올라가기 때문에 나의 경우엔 항암 치료를 우선 권하는 입장이다. 전이암의 경우 완치를 기대하기는 힘들기 때문에 지금 당장 좋아졌다고 해서 안심하기는 이르다. 그런데도 이 환자는 하이푸 시술 후 항암 치료가 너무 힘드니까 자연치유를 하겠다며 사라져버렸다. 얼마 뒤 다시 그녀를 봤을 때는 너무 안 좋아진 상태였고, 여명을 길게 기대하기는 힘든 상황이었다. 역시 유방암의 경우에는 "항암 절대 하지 마세요"라는 말을 해서는 안 된다고 생각한다.

항암 치료 후 응급 상황

항암 치료 후에 구토, 탈모는 부작용으로 치지도 않을 정도로 몸이 힘들다는 것을 워낙 많은 사람들이 들어서 알고 있기 때문에, 암 환자는 항암 치료 전부터 많이 두려워하기 마련이다. 몸이 견딜 수 없을 만한, 알 수 없는 응급 상황이 발생하지는 않을까 보호자도 역시 걱정이 될 것이다.

그런데 항암 치료 후 응급 상황은 열이 나는 것 외에는 잘 없다. 고열의 경우라면 무조건 응급실에 가야 한다. 그 외에는 갑작스러운 통증이 있다면 응급실로 가기를 권한다. 이전에 없던 갑작스러운 통증은 주의하기 바란다.

암 환자가 응급 상황이라면 암 환자 본인보다 함께 하는 가족이 더 당황하며 불안한 심경을 안고 있을 것이다. 앞에서 소개한 서른 여섯의 폐암 환자 폴 칼라니티의 아내이자 내과의사인 루시 칼라니티의 이야기를 하려고 한다. 남편의 투병을 함께했던 경험자로서 어떻게 의연하게 대처했는지 엿볼 수 있어서 이곳에 소개한다.

"불치병을 헤쳐나가는 방법은 서로 깊이 사랑하는 것이다. 자신의 나약한 모습을 보여주고 서로에게 친절하고 너그럽게 대하며 감사의 마음을 품어야 한다. 투병하는 내내 아내의 미래를 안전하게 보장하기 위해, 재정적인 면이나 경력 면에서 곤란을 겪지 않고 엄마로서 제 역할을 다할 수 있도록 폴은 철저하게 대비했다. 동시에 나 역시 그의 현재를 지켜주기 위해 노력했다. 나는 그의 포부를 지지하고 그가 나직이 속삭이는 두려움을 귀 기울이며 들어주었다. 그를 지켜보고 인정하고 받아들이고 위로했다."

날씨가 따뜻해진 후에도 남편은 겨울 외투와 모자를 벗지 못하고 손을 주머니에 깊이 찔러넣고 있었다고 한다. 루시는 남편의 호주머니에 손을 넣어서 남편의 손을 잡았다. 남편은 결코 혼자가 아니며 불필요한 고통을 겪을 필요는 없다는 걸 알리는 것처럼. 또 루시는 남편의 투병을 이렇게 이야기한다.

"폴은 암을 극복하거나 물리치겠다고 허세를 부리거나 허황된 믿음에 휘둘리지 않고 성실하게 대처했다. 그래서 미리 계획해 둔 미래를 잃고 슬픈 와중에도 새로운 미래를 구축할 수 있었다.

폴은 약한 모습을 솔직하게 보여주었고 그럼으로써 스스로를 위로했다. 불치병에 걸렸어도 온전히 살아 있었다. 육체적으로 무너지고 있었음에도 활기차고 솔직하고 희망에 가득차 있었다. 그가 희망한 것은 가능성 없는 완치가 아니라 목적과 의미로 가득한 날들이었다.

생과 사는 떼어내려고 해도 뗄 수 없으며 그럼에도 또는 그 때문에 우리는 어려움을 극복하고 인생의 의미를 찾아낼 수 있다. 폴에게 벌어진 일은 비극적이었지만 폴은 비극이 아니었다."

암 발병
5대 원인과 생활습관

암 진단을 받았지만 초기 상태라면 수술하거나 방사선, 항암 치료를 통해 육안에 보이는 종양을 다 없애고 정기적으로 추적관찰에 들어간다. 1, 2기 암 환자의 경우라면 수술 후 건강한 식생활과 운동습관은 중요하다. 초기암 환자라면 암의 발병을 '생활습관에 문제가 있으니 모두 바꾸어라'는 하늘의 계시로 받아들여도 무방할 것이다. 반드시 그동안의 식단과 생활습관을 점검해 보고 똑같은 일을 반복해서 겪지 않도록 스스로 관리하는 것이 좋다.

그러나 암이 많이 진행되었고 반복적으로 계속 항암 치료를 하게 된다면 문제는 다르다. 4기 암이라면 치료는 여러 단계를 거쳐 장기적으로 이어진다. 그러면서도 기대수명이 길지 않아 어떻게 보면 남은 시간이 얼마 없을지도 모른다.

항암 치료를 할 때는 몸의 단백질도 많이 소실되고 체중이 많이 빠진다. 항암 치료를 해야 할 정도의 환자들은 암이 많이 퍼져 있어서 이미 암세포에 영양분을 빼앗기는 데다가 잘 먹지를 못한다. 게다가 항암 치료의 부작용은 구토, 설사 등을 유발하기 때문에 살은 더 빠진다. 그러니 "암보다 항암 치료가 더 힘들다", "암이 아니라 항암 치료가 사람 잡는다"는 이야기도 나온다.

항암을 견디려면 무조건 잘 먹자

환자와 의사는 처음부터 치료의 목표를 '이렇게 합시다'라고 함께 이야기하는 것이 중요하다. 암 4기라는 말을 들어도 환자와 보호자는 완치에 대한 꿈을 버리지 않기 때문에 "나는 식사를 뭘 하면 좋을까요?"라고 묻곤 한다. 간혹 보호자들이 "이거 먹으면 안돼, 저거 먹으면 안 돼" 하는 식으로 환자에게 엄격하게 통제를 시도하는 경우도 있다.

그런데 암이 많이 진행된 분은 항암 치료 과정에서 잘 먹지를 못하기 때문에 뭐가 됐든 잘 먹는 것을 목표로 해야 한다. 항암 치료를 견딜 수 있는 몸을 만드는 것이 우선이다. 이런 분들에게 '무엇이 몸에 좋다'는 것은 의미가 없다. 뭐가 됐든 먹어야 살 수 있는 상황이라는 점을 이해해야 한다.

자신만은 완치될 수 있다고 믿는 환자들에게 나는 현실적인 목표를 제시한다. 지금 당장 할 수 있는 일과 그에 대한 효과를 잘 공유하려고 한다. 완치에 대한 꿈을 버릴 필요는 없지만 "현실적인 목표를 설정하자"고 하면 사실 대부분의 환자들은 수긍한다.

간혹 가다가 "이렇게 하면 체질이 바뀌고 그러면 살 수 있어"라는 얘기가 들려오기도 하지만, 사상의학에서 체질이란 정해져 있는 것이다. 체질을 바꿀 수 있다는 건 맞지 않다. 희망고문으로 환자만 피해를 볼 소지가 다분하다. 물론 식습관이나 생활습관을 바꾼다는 건 나쁠 것이 없는 일이다. 나쁜 습관을 억누르는 것이 불가능한 일은 아니지만, 습관을 바꾼다는 건 시간이 많이 걸리는 일이다. 반면 4기 암 환자라면 시간이 얼마 없다.

여기서는 암을 발생시키는 위험인자로 알려져 있는 술, 담배, 운동부족, 음식, 환경, 가족력 등에 대해 살펴보고자 한다. 초기암 환자이거나 암 환자를 간호하고 있는 가족이라면 제법 유용한 정보가 될 것이라는 생각으로 소개한다.

췌장암과 담배

췌장암의 발병 요인 중 가장 큰 영향을 미치는 것이 담배라고 하면 많은 사람들이 의외라면서 놀라는 모습을 보인다. 일본의 어느 저널에서 인터뷰한 니가타대학 오카다 마사히코 명예교수의 말을 인용해 보겠다.

"췌장암의 가장 큰 특징은 암 중에서도 사망률이 차이날 만큼 높다는 것이다. 2015년 데이터에 의하면 전세계에서 새로 췌장암에 걸린 사람은 21만 6,400명으로 췌장암으로 사망한 사람은 21만

3,500명이었다. 발병했던 사람의 대부분이 조기에 사망하는데 그 비율은 과거와 비교해도 변하지 않고 있다.

직접적 원인은 다 알 수 없지만 간접적으로 췌장암의 발생을 조장하는 원인, 위험인자에 대해 여러 가지가 밝혀지고 있다. 우선 유전 요인이 있어 부모님 한 사람이라도 췌장암이었던 사람이라면 위험은 1.8배 정도 높다. 다만 유전성 췌장암은 전체의 10% 이하로 생각되고 있다.

위험 요인의 대표는 담배, 비만, 음주, 당뇨병이다. 특히 습관적으로 줄담배를 피는 사람은 전혀 담배를 피우지 않는 사람에 비해 췌장암이 걸릴 확률이 2.2배 높다.

비만지수(BMI) 25 이상의 비만인 사람은 그 이하의 사람에 비해 위험이 2배 정도 높다. 음주에 대해서는 보고된 데이터가 반드시 일치하는 것은 아니지만, 최대 1.38배 정도 높다고 되어 있다. 당뇨병도 요주의다. 혈당치가 10mg /dL 상승할 때마다 위험이 14%씩 높아진다는 것이 밝혀지고 있다."

대장암과 음주 습관

일본의 국립암연구센터에 올라와 있는 자료에 따르면 1일 평균 1홉(180ml 정도) 이상 마시는 사람은 그렇지 않은 사람에 비해 대장암에 걸리기 쉽다.

40~69세의 성인 남녀를 추적조사한 결과에 따르면, 남성에서

는 알코올 섭취량이 일본 술인 사케를 기준으로 1일 평균 1홉 이상 2홉 미만의 사람이 음주하지 않는 사람에 비해 대장암 발생률이 1.4배, 1일 평균 2홉 이상 마시는 사람은 2.1배였다. 여기서 사케 1홉은 다른 알코올 양으로 하면 소주 0.6홉, 맥주 큰병 1병, 와인 240ml, 위스키 더블 1잔이다. 이 결과에서 만약 1일 평균 1홉 이상 음주하는 사람이 관리를 한다면 남성 대장암의 약 24%는 예방할 수 있다는 계산이 된다.

여성은 1일 평균 1홉 이상 마시는 사람이 그다지 없기 때문에 통계치에 의미가 없었는데 대량 음주를 하는 사람이라면 남성의 경우와 결과는 같을 것으로 생각된다.

위암과 식습관

위암, 대장암은 식생활과 밀접한 연관이 있다. 유방암, 대장암은 육류를 많이 먹고 지방 섭취가 많고 야채 섭취가 적은 경우 잘 걸린다. 반면에 통계적으로 위암은 한국적 식생활, 즉 곡류를 많이 먹는 식생활일 때 많이 걸린다. 아프리카 지역에서 옥수수를 주식으로 하는 사람들 중에도 위암 환자가 유난히 많다고 한다.

술, 담배는 모든 암과 연관관계가 있는 것으로 이야기되는 반면, 식생활은 간암, 췌장암, 담도암, 폐암의 경우에는 직접적으로 크게 연관이 있다는 근거가 없다. 결론적으로 말하면 식생활이란 전반적인 건강 수준에서의 이야기가 돼야 할 것이다. 식생활을 바꾸면 암이 낫는다, 특별한 식생활법을 따르면 암이 낫는다는 이야기는 성립되기 어렵다.

어느 피부암 말기 환자가 있었다. 피골이 상접하다고 표현할 만큼의 상태로 내원했기에 물어보니 녹즙을 위주로 한 식생활을 했다고 한다. 암 말기 때, 특히 항암 치료를 할 때는 식이요법이 큰 의미가 없기 때문에 체력을 보할 수 있도록 가리지 말고 잘 먹어야 한다. "먹어야지 삽니다. 그냥 좀 잘 드세요"라고 말해주었다. 몸이 많이 소진되고 단백질도 빠지는데 식생활을 바꾸겠다고 고기 안 먹고 버티는 식으로는 위험하다. 오히려 혼란에 빠지거나 고생하는 경우가 더 많다.

위암과 식생활의 관계를 연구한 일본의 논문을 소개한다. 우선 44개 품목의 식사 섭취빈도를 묻는 조사 결과에서 남녀 각각 주요한 식생활 패턴으로서 '전통형', '건강형', '구미형'의 3가지를 도출해 낼 수 있었다.

여기서 '전통형'은 염장 어란, 절임 반찬, 건어물, 어패류, 된장국, 쌀밥 등의 식단을 말하며, '건강형'은 여러 가지 종류의 야채, 과일, 해초, 감자, 요구르트, 버섯, 콩 제품, 우유, 계란 등의 식단이다. '구미형'은 육류와 관련성이 높은 것으로, 베이컨, 간, 소고기, 돼지고기, 닭고기, 빵, 버터, 치즈, 마요네즈, 드레싱, 탄산음료, 과일쥬스, 야채쥬스, 인스턴트 라면, 커피, 홍차 등이다.

10년의 추적기간 중에 남성 2만 300명 중 285명, 여성 2만

1,812명 중 115명이 위암에 걸렸다. 남녀 각각에 대해 3가지 식생활 패턴에 해당하는 정도는 '낮다'부터 '높다'까지 4단계 그룹으로 나누었으며 그룹간의 위암 위험도를 비교했다. 위암 발생률에 관련된 그밖의 요인(연령, 비만, 총칼로리, 학력, 유전자요인, 음주, 남성의 경우는 끽연)의 영향을 고려한 후에 식생활 패턴의 정도가 가장 '낮은' 제1그룹의 위암 위험도를 1로 했을 때 제2부터 제4까지 세 그룹의 위암 위험도가 어떻게 되는지 산출했다.

우선 남녀 모두 식생활 패턴 중 '전통형'의 정도가 높을 때 위암 위험도가 확실히 높아졌다. 남성에서는 제2그룹에서 2.0배, 제3그룹에서 2.5배, 제4그룹에서 2.9배 위암 위험도가 상승했다. 여성에서는 같은 방식으로 1.7배, 1.3배, 2.4배 '전통형'에 가까운 그룹에서 위암 위험도가 높아졌다.

유방암과 가족력

암이 발병하는 원인 중에 유전적인 요인을 언급하는 경우가 많다. 부모가 특정암에 걸렸다면 자식도 같은 질병에 걸릴 확률이 높다는 것이다. 일명 체질이 그 사람의 미래를 결정할 수 있다는 얘기가 된다. 특히 고령자의 암이 아니라 젊은 나이의 암 환자라면 치료는 더욱 까다롭다.

35세의 유방암 간 전이 환자가 찾아온 적이 있었다. 항암제에 내성이 다 생겨버려서 약은 쓰지 못했다. 전신암이라는 별명답게 유방암에서 시작된 암은 폐와 뇌까지 전이됐는데, 항암제와 감마나이 프로 치료를 받고 폐와 뇌의 암은 줄어들었으나, 간으로 전이되면 서 손 쓰기 힘든 상태가 된 경우였다. 하이푸로 종양을 없애면서 동 맥내 항암 치료를 하자 2cm 내외의 암이 3mm 정도로 확 줄어들 었다. 간에 다발성 암이 10개 이상 있었던 사람이 거의 안 보일 정 도로 줄었기 때문에 성공적인 치료 사례로 꼽고 있다.

28세에 처음 만났던 이 환자는 결혼을 앞두고 있었는데 환자 아 버지는 항암제를 쓰면 아이를 못 낳게 되니 수술 대신에 하이푸 시 술을 하기를 원했다. 이후 추적관찰이 드문드문 이루어지다가 연락 이 끊겼고 아이를 낳았다고 한다. 이후 심한 감기가 들었는데 낫지 않아서 병원에 다시 오게 됐다. 폐에 전이가 된 것이었다. 유방암은 항암제가 잘 듣는 경우가 많으니까 대학병원에서 항암 치료를 해 본 후에 치료가 잘 되지 않으면 다시 나를 찾아올 것을 권했다.

대학병원에서 항암 치료를 받은 환자는 폐 전이암이 많이 줄어 들었지만, 아이가 돌쯤 됐을 때 뇌로 전이되었다. 감마나이프(두개 골을 절개하지 않고 감마선으로 치료하는 법)로 뇌암을 치료했다. 그렇게 폐 와 뇌 쪽은 치료가 잘 된 것으로 보인다. 한동안 잘 살던 환자는 암 이 간으로 전이된 이후부터는 항암제가 잘 듣지 않기 시작했다고 한다. 호르몬제만 처방받고 간에 다발성으로 10개 이상, 상당 부분 잠식당한 상태로 나를 찾아왔다. 암을 없애야 할 타깃이 10개일 때 는 하이푸로만 치료하기가 어렵다. 동맥내 항암 치료와 병행하지 않으면 치료가 어려웠을 환자였는데, 다행히도 드라마틱하게 암이 줄었고 거의 안 보이는 상태까지 갔다. 전이암이기 때문에 하이푸 치료를 3개월마다 1회씩 1년간 계속하자는 권유를 했지만, 실제 이뤄지지는 못했다. 문제는 비용이었다. 하이푸는 보험급여 항목이 아니기 때문에 환자가 치료법을 선택할 때 고민이 될 수밖에 없었을 것이다.

그러나 환자는 아직 35세의 나이이기 때문에 신진대사가 활발하고 아직도 왕성한 호르몬 분비가 이루어질 것이다. 그렇다면 암세포도 활발히 활동할 수 있는 여건이 되기 때문에 앞으로도 다시 재발이 일어날 위험성은 충분하다고 본다.

또 다른 27세의 유방암 환자도 하이푸 시술을 원하는 경우였다. 대학병원으로 가서 항암 치료를 받기를 권했지만, 암의 크기가 크다 보니 유방 절제를 권유받았던 모양이다. 아직 가임기 여성이라면 유방암, 자궁암의 경우에는 장기 적출을 거부하는 경우가 많다. 그러나 문제는 하이푸 시술로 드라마틱하게 암이 줄어들고 제어가 되는 듯 보여도 젊은 나이이기 때문에 다시 암이 활발해져서 언젠가는 몇 번이고 재발이 계속될 가능성이 크다는 것이다. 이럴 때 내가 항암을 권유하면서 돌려 보내면 대체의학으로 갔다가 몸이 상해서 돌아오는 경우가 있기 때문에 항암 치료 권유도 쉽지만은 않다.

몇 해 전 대학병원으로 다시 가서 항암 치료를 받으라고 권했던 한 환자는 3년 만에 피부가 썩어서 돌아온 사례가 있다. 대학병원으로 가지 않고 대체요법을 찾아간 것이다. "유방은 절제하고 난자를 보관하면 나중에 임신도 가능하다"라는 이야기를 들으면 대부분의 젊은 환자들은 놀라서 도망치듯이 비수술 요법을 찾아서 온다. 내가 여자가 아니라서 그 심정을 다 이해하지는 못하지만 '유방이 없으면 나는 여자가 아니다'라고 생각해 마음이 산란해지는 듯하다.

대장암과 운동 부족

유전적 요인으로 암이 발생할 확률이 가장 높은 전립선암도 42% 정도다. 다시 말해 58%는 유전적 요인이 아닌 환경적 요인으로 발생하고 있다는 얘기다. '암 집안'이라고 해서 반드시 암에 걸린다는 얘기는 아니란 뜻이다.

생활습관 개선으로 암을 예방할 수 있다는 얘기가 많이 나오고 있는데, 그중에서도 운동이 대장암 발생을 억제하는 기전으로서 다음과 같은 것이 예상되고 있다. 운동을 하면 대장 내 내용물의 통과가 촉진된다. 그 결과 발암물질과 대장 점막의 접촉시간이 짧아져 대장암에 걸리기 어렵다는 것이다. 또 암 중에는 성호르몬이나 프로스타글란딘이라는 호르몬이 과잉분비되는 것이 관련되는 경우가 있는데, 운동은 그것들의 과잉분비를 억제한다고 알려져 있다.

암이 생기는 요인 중 하나는 활성산소에 의해 유전자가 상처를 입는 것으로 예측되고 있는데, 정기적인 운동을 계속함으로써 그 활성산소로부터 몸을 지키는 효과가 높아진다고 알려져 있다. 게다가 전신지구력에 근거한 운동(장거리 달리기 등)이 암 발생과 증식을 억제하는 등 면역 기능을 높인다는 보고가 있다.

구체적으로는 주 2~3회, 한 번에 30분 이상, 몸 전체에 땀이 밸 정도로 몸을 움직이는 것이 좋다. 운동의 종류는 걷기, 조깅 등 언제나 어디서나 할 수 있는 운동이 좋다. 다만 너무 격한 운동은 관절이나 심장에 영향을 미쳐 또다른 질병으로 이어질 확률을 높인다. 면역력이 오히려 내려가는 경우도 있어서 즐겁게 웃으면서 계속할 수 있을 정도의 운동이라는 점을 기억하기 바란다.

갑상선암과 환경 요인

최근에는 암에 대해 환경적 요인 또한 무시하지 못하는 상황이 되었다. 최근 젊은 급성 백혈병 환자가 늘고 있다는 뉴스가 나온 적이 있는데 환경이 원인일 것으로 보인다. 산업 현장에서는 더욱 주의가 필요하다. 2008년 산업안전보건연구원이 실시한 '반도체 제조공장 근로자의 건강실태 역학조사' 결과에 따르면, 반도체 공장 근무 여성의 경우 혈액암의 일종인 비호지킨림프종 발병률이 일반인에 비해 2.6배 이상 높았다고 한다. 또 조립 공정의 생산직 여성은 무려 5배 이상 발병 가능성이 높았다고 한다.

갑상선암은 방사선과 상관관계가 굉장히 명확하다. 특히 어릴 적 방사선에 노출되는 경우 갑상선암에 걸릴 위험이 증가한다는 연구가 많이 있다. 2011년 후쿠시마 원전 폭발로 인한 방사선 노출 때문에 10여 년 뒤에는 우리나라도 갑상선암 발생률이 엄청 높아질 것으로 예측된다. 당시 정부에서는 한국으로 방사선이 유입되지 않는다고 발표했지만 그것을 믿는 사람은 없어 보인다.

1986년 옛 소련의 체르노빌 원전 사고가 터졌을 때 추적관찰을 했는데, 주변 국가들에서 갑상선암 발생률이 높아졌다는 보고가 있다. 2005년 한국에서도, 여성 갑상선암 발병률이 1988년 10만 명당 3.7명에서 1999년 9명, 2002년 15.4명으로 급증하면서 체르노빌 사고 당시 최대 피해 당사국인 벨로루시(16.2명)와 비슷한 수준이 되었다고 녹색연합이 밝힌 바 있다. 미국 로런스 리버모어 국립연구소가 체르노빌 사고 직후 한반도 상공에 방사능 낙진이 덮였다는 사실을 밝혔던 것을 지적하면서 15~29년의 잠복기를 거쳐 발병됐을 가능성을 시사했다.

처음 방사선 치료가 등장했을 때 의사들이 방사선에 대해 긍정적인 환상을 가지는 경향이 있었다. 그러다 보니 1940년대, 1950년대 미국에서는 여드름 치료에 방사선을 썼다. 여드름 환자들은 거의 10대 청소년이었는데 약한 노출은 문제가 없다고 생각했다. 나중에 이들이 비교적 이른 나이에 갑상선암이 많이 생겼다는 보고가 있었고, 결국 그 치료는 폐기되었다.

환경적인 요인은 일반인이 예방할 수 있는 부분이 많지 않지만, 1군발암물질로 분류되는 미세먼지가 날릴 때는 마스크를 꼭 쓰고, 생활 속 중금속에 대해서도 숙지하는 것이 좋겠다.

열이
암을 치료한다

저체온은 우리 몸에 많은 영향을 미친다. 체온이 내려가면 혈액 순환이 떨어지면서 신진대사가 저하되고 결국엔 면역력이 떨어진다. 그런 이유로 한동안 '체온 1도 올리기'가 유행하면서 암 환자들의 이목도 크게 집중시켰다. 지상파와 종편의 TV 프로그램에서도 여러 차례 다루었던 적이 있어서 열과 건강, 열과 암에 대한 이야기를 여기서 재구성해 보려고 한다.

면역세포는 백혈구 안에 들어가 있는데 바이러스가 침투했을 때 없애주는 역할을 한다. 또 암세포는 누구나 하루에 5천 개 이상이 생성되는데 정상체온에서는 면역세포가 암세포를 없애서 암의 발병을 막아주는 힘을 발휘한다. 그것을 우리는 '면역력'이라고 부른다. 그런데 면역력에 문제가 생기면 결국엔 감염이 되고 암의 발병을 허용하는 것이다. 면역세포는 말하자면 암과 싸우는 전투병

과도 같은 것인데, '엄지의 제왕'이란 프로그램에서 저체온일 때 면
역세포가 암세포를 제대로 알아보지 못하고 둔하게 움직이고 있
는 것을 현미경 영상으로 보여주면서 '체온 1도 건강법'에 대해 많
은 사람들이 설득되었을 것으로 보인다. 35도 이하의 저체온 상태
에서는 결국 대사 질환, 혈관 질환, 암이 발병할 확률이 높다는 것
이다.

현대인들은 왜 저체온이 많을까

현대인들은 일단 많이 먹는다. 특히 과다 열량 음식을 많이 먹
는다. 일반인들이 상식적으로 생각하기에 열은 에너지라고 생각해
서 많이 먹는 사람이 에너지가 많다고 생각하기 쉽다. 그러나 음식
을 섭취할 때는 체열이 손상된다. 체온이 낮은 사람은 적게 먹거
나 단식하는 것이 상당히 좋은 역할을 한다. 과식을 하면 체열이 생
산되지 않으며 체온이 떨어진다. 그래서 나도 모르게 많이 먹게 되
는 현대인의 과식 습관은 저체온을 불러오는 경우가 많은 것이다.
비만과 체온의 관계에 관해 연구한 사례들이 있는데, 비만의 경우
심부체온이 더 낮았다는 결과가 많이 있다. 보통의 식사인 경우에
는 소화기에 20% 정도의 혈류가 몰린다고 하는데, 과식을 하면 혈
류의 40%가 소화기로 몰리면서 체온이 떨어지는 원인이 된다고
한다.

현대인들의 운동 부족 또한 저체온의 원인이 된다. 신체 중에

서 체열을 가장 많이 만들어내는 것은 근육이다(22%). 그밖에는 간 (20%), 뇌(18%), 심장(11%), 신장(7%), 피부(5%)의 순이다. 근육 중에서 는 허리부터 다리까지 하반신에 70%의 근육이 집중되어 있기 때 문에 걷기, 조깅 등의 운동을 꾸준히 하는 것이 최선이다.

또 하나 스트레스도 저체온의 원인이 된다고 한다. 스트레스로 인해 교감신경이 항진되면 혈관이 수축되고 전신으로 피 공급이 안 돼서 저체온증으로 이어진다.

그밖에 약물 남용이 저체온의 원인으로 지목받고 있다. 고혈압 약, 당뇨 약, 간장 약, 고지혈증 약, 항암제 등은 교감신경을 항진시 키고 인체를 긴장시키기 때문에 체온을 떨어뜨리는 역할을 한다. 인간은 항온동물이기 때문에 인체에 열이 없이는 살 수 없다. 언 제나 일정 범위의 체온 상태를 유지하려고 하는 항상성을 보인다. 체온이 지나치게 떨어지면 몸에 좋을 수가 없다. 저체온증은 만성 피로를 유발하며, 목이 뻣뻣해지거나 머리가 무거워진다. 인체 중 에서 체온에 가장 민감한 부분은 손끝, 발끝인데, 저체온증을 방 치하면 수족냉증이 오면서 소화 기능이 떨어진다. 그러면 또 장이 차가워지기 때문에 변비, 복부비만으로 이어진다.

체온이 떨어지면 혈관에도 문제가 생겨 당뇨, 고혈압으로 인한 각종 결림, 통증이 발생한다. 여성의 경우엔 하복부 냉증이 생리통 이나 불임으로 이어지기도 한다.

35도 이하의 저체온에서는 발암이 촉진된다는 보고도 나와 있다.

체온은 감기부터 암까지 그야말로 질병과 밀접한 연관이 있다고 할 수 있다.

온열치료가 방사선 효과를 높인다

'생로병사의 비밀'(KBS)에서는 고대로부터 의사들이 열로 질병을 치료했다는 근거로 두 가지를 든다. 3500년 전 것으로 추정되는 파피루스에는 "유방의 종괴를 고온의 열로 치료했다"는 내용이 나온다는 것, 또 하나는 의학의 아버지라 부르는 히포크라테스의 『금언』이다. "약으로 고칠 수 없는 환자는 수술로 고치고, 수술로 고칠 수 없는 환자는 열로 고치며, 열로 고칠 수 없는 환자는 불치의 병자다"라는 구절이 나온다는 것이다.

최근 의학계에서 열로 암을 치료하는 것으로 주목받고 있는 것은 하이푸와 온열치료가 있다. 지금까지 암 치료가 대부분 방사선을 이용한 치료였다면 열에 의해 종양을 괴사시킨다든지, 고온으로 세포 변형을 유도해서 세포를 죽이는 치료법을 시도하는 것이다.

하이푸는 암이 재발했을 때나 수술이 어려운 경우, 개복수술로 종양을 떼어내는 대신 종양 부위에 초음파를 쏴서 고온으로 암을 괴사시키는 것이다. 단백질은 보통 56도 이상만 되면 변형이나 변성이 오는 것으로 알려져 있는데, 하이푸에서는 65~80도 사이로 온도를 올려서 치료한다. 돋보기처럼 초음파를 한곳에 집중시켜 종양 부위 온도를 65도 이상으로 올리는데, 위성안테나 모양으로 생

양 부위 온도를 65도 이상으로 올리는데, 위성안테나 모양으로 생긴 변환기가 암세포를 작은 단위로 쪼개어 집중적으로 초음파를 쏘고 결국 넓은 면적의 암을 모두 없앤다. 치료 후 MRI를 찍어보면 종양 부위가 하얗게 괴사되어 있음을 확인할 수 있다.

고온 온열치료법은 종양이 있는 부위에 전기에너지를 흘려보내 종양의 괴사를 유도하는 치료법이다. 고주파로 암이 있는 부위의 온도를 약 40~42도까지 올린다. 이때 정상세포의 혈관들은 혈관을 팽창시켜 열을 발산하지만, 암세포 혈관들은 제대로 혈관을 팽창시키지 못해 암세포가 점점 뜨거워져 생식 능력을 잃게 된다. 세포가 생식하지 못하도록 만드는 것이 치료 원리다. 강한 전류가 암세포에 전달되면 암억제유전자와 세포를 안정화시키는 단백질이 활성화되면서 결국 암세포들이 죽게 된다고 한다.

암세포도 정상세포도 사실은 온도가 증가하면 모두 사망한다. 다만 암세포는 43도 이전에 38.5~42도 사이에서 암세포가 파괴되고 사망하는 데 비해서, 정상세포는 47도까지 큰 문제가 없다. 그래서 그 온도 차이를 이용해서 43도까지만 고온을 유지해 주면 정상세포는 내버려둔 채 암세포만 파괴시킬 수 있다.

최근 많은 암 요양병원에서 온열치료기를 많이 볼 수 있는데, 이것은 우리나라에 보건복지부 장관 고시를 받을 때 모든 고형종양에 다 쓸 수 있도록 판정을 받았기 때문이다. 그러다 보니 여러 가지 암에 두루두루 쓰이기 시작한 것으로 보인다.

그러나 주의할 점은 온열치료만으로 암세포가 완전히 사라지는 것은 아니라는 것이다. 이론과 달리 막상 실제로는 심부 온도가 암세포를 죽일 만큼 올라가지 않는다는 이유로 한때 사라졌던 온열치료기가 우리나라에 다시 등장했다. 이것은 온열치료를 통해 혈류량이 늘어나면 기존 방사선, 항암 치료의 효과가 높아진다는 기대감이 있어서다. 최근 온열치료기가 다시 회자되는 것은 암을 억제할 정도로 온도를 올리진 못하지만, 항암제 효과를 증가시킬 수 있기 때문이다. 암 주변의 온도가 올라가니까 부종과 비슷한 모양새가 되면서 혈액들이 잘 뻗어갈 수 있게 된 것이다. 혈류가 활발해지면 그곳에는 항암제가 잘 머물 수 있어 결국 항암제 효과를 증가시킬 수 있다.

원래 암 종양 내부에는 혈관이 잘 머물지 않는 특성이 있어서 조영제 영상을 보면 정상조직에 비해서 거무티티하게 보일 정도다. 방사선 치료도 마찬가지다. 방사선이 종양을 죽이는 기제는 활성산소(oxygen radical)를 이용하는 것이다. 방사선 치료가 효과를 보려면 산소가 있어야 하는데 암은 산소가 많지 않다. 방사선을 세게 때리면 산소가 있는 정상세포는 오히려 활성산소에 죽어버리고 산소가 없는 암은 잘 죽지 않는다. 그래서 방사선 치료가 어려운 것이다. 그런데 온열치료를 하면 산소 농도가 높아지기 때문에 방사선 효과를 높일 수 있다.

온열치료기 이론의 대부로 알려져 있는 미국의 어느 교수는 "온열치료기는 사실상 방사선, 항암 치료의 효과를 증강시키는 보조 치료의 의미가 강하다. 단독 치료로서 너무 많이 퍼져 있는 것이 아닌가 싶어 우려가 된다"는 개인 의견을 피력한 바 있다.

물리학적으로 심부 체온을 올릴 수 있는 것은 사실 초음파밖에 없다. 몸 깊숙이 침투하고 초점을 맞출 수 있는 것은 초음파뿐이다. 그래서 아직 실용화하기 전이지만, 최근에는 어느 의과대학과 의용공학 팀이 함께 초음파로 온열치료기를 만들려고 개발 중인 것으로 알려져 있다. 다시 말하면 하이푸를 온열치료 목적으로 만드는 것이다. 지금의 하이푸는 초점에 강하게 모아서 종양을 순식간에 때려죽이는 것인데, 그와 달리 구획을 정하고 구획의 온도를 쭉 올리는 방법으로서 초음파를 이용하려는 것이다.

하이푸와 온열치료의 장단점

온열치료기와 하이푸는 모두 열을 이용한 것이다 보니까 두 가지를 혼동하거나 비슷하다고 생각하는 오해도 있다. 그러나 두 가지는 기본적인 목적과 물리력 자체가 다르다. 하이푸는 초점을 얼마나 작게 만드느냐, 얼마나 집속을 잘하느냐가 관건이고, 온열치료기는 집속이 아니라 구획이 중요하다.

암 환자를 위한 병원들은 큰 병원이든 작은 의원이든 각자 기대하는 시설을 갖추고 다른 치료법을 구비한 채 환자를 기다린다. 따라서 환자들은 한 병원에서 모든 정보를 다 얻을 수 없다. 결국엔 환자들이 알아서 자신에게 맞는 방법을 찾아가는 수밖에 없는 것이 현 실정이다.

온열치료기가 보조 수단인데 비해 하이푸는 적극적인 치료 수단으로 활용해 볼 수 있는 여지가 있다. 그리고 온열치료는 오랫동안 치료를 해야 되는 단점이 있다. 적어도 하루에 한 시간 이상 치료하면서 6주 이상 치료해야 한다. 방사선 치료는 10분 걸리는 것과 비교하면 큰 차이가 난다. 하이푸는 1회 시술이 원칙이다.

만일 하이푸가 대학병원에 도입된다면 단독치료 쪽으로 활개를 펼 것으로 예상된다. 암이 많이 진행되지 않은 환자들에게 수술에 버금가는 치료로서 효과를 볼 수 있을 것이다. 현재 나를 찾아오는 환자들은 수술이나 항암, 방사선 치료를 다 해보고 막판에 오거나 아니면 "수술이 싫어요" 하는 사람들이기 때문에 하이푸 단독 치료로는 해볼 게 많이 없다. 내가 추구하는 4기 암 치료는 완치 치료가 아니라 완벽한 관리를 추구하는 것이기 때문에 새로운 치료법이라는 큰 기대감을 품고 온 환자와 보호자들에게 현실적인 목표를 가지자는 이야기부터 할 수밖에 없다. 현실적인 치료 목표를 가진다면 하이푸는 최고치로 치료 효과를 만들어볼 수 있는 수단이 될 수 있다.

그동안의 임상에서 하이푸는 4기 암 환자들한테 통증을 없애주는 것으로서 다른 어떤 치료보다도 효과가 있었다. 항암제나 동맥내 항암 치료, 면역세포치료 등을 병행하면 더 좋은 결과를 만들 수 있었다. 치료 전후가 굉장히 드라마틱하게 바뀐 사례도 꽤 있다. 폐암, 담도암 등 임상의 소견으로서는 이미 죽었어야 할 사람이 아직까지 잘 살고 있는 걸 보면 신기한 마음이 들 때도 있다.

암 환자가 꼭 알아야 할 주의사항

'체온 1도 올리면 암이 걸리지 않는다'는 속설이 퍼진 뒤 암 환자들이 쑥뜸원이나 불가마에 몰려가 있는 경우가 많아졌다.

예를 들어 병원에서는 항암 치료를 10여 회 하자고 했는데 너무 힘들어서 3~4회 실시한 뒤 포기한 환자들이 대체요법이라고 생각하면서 옮겨간 사례들이 꽤 있는 모양이다. '이영돈 PD 논리로 풀다'라는 프로그램에서 암이 열에 약하다는 속설을 이용한 상품들에 대해 지적한 적이 있다.

쑥뜸으로 버티고 있다며 수술하기 전보다 체력이 좋아진 것 같다고 말하는 환자, 쑥뜸 후 그의 몸은 뜸이 놓였던 자리마다 빨갛게 올라 있었고, 체온은 정상체온 36.5도였다. 체온 1도 올리기는 생각보다 그리 쉽지 않다.

찜질방 80도의 뜨거운 열기를 참기 위해 애쓰는 사람들이 있었고, 암 수술 후 뜨거운 숯가마가 좋다는 내용을 TV나 신문에서 보고 일주일에 몇 번씩 다닌다는 사람도 있었다. 그런데 정말 뜨거운 곳에 있으면 체온이 올라가고 면역력을 높일 수 있을까. 불가마에서 나온 직후 땀을 뻘뻘 흘리고 있는 사람들은 표면 온도가 3, 4도씩 높아진 것으로 보였지만, 체온계로 확인 결과 체온은 올라가지 않았다. 오히려 떨어진 사람마저 있었다. 심부 온도는 올리기가 힘들다.

암 환자가 일상생활에서 찜질을 하거나 온열매트에 누워서 편안히 몸을 쉬겠다고 하면 의사는 말리지 않는다. 얼마든지 하라고 하지만, 엄연히 치료 목적으로 권하는 건 아니다. 그 점만은 확실히 환자들이 구별해서 알아두어야 할 것이다.

온열매트리스가 암 치료에 효과가 있다며 논문까지 올려놓고 광고를 하고 있는 곳도 있다고 한다. 정작 논문의 저자는 "온열매트리스 자체로는 치료가 안 된다"고 분명하게 밝히고 있는데 말이다. 암세포가 정상세포보다 예민해서 42도일 때 암세포가 죽는다는 것을 알고 나서 온열치료가 개발됐지만, 온열매트에 아무리 누워 있어 봤자 암세포까지 열이 가지는 않는다. 오히려 우리 몸에 화상만 입을 수 있다. 너무 온도를 올리면 피부 손상으로 이어질 수 있다. 이러면 정상 세포도 손상을 입기 때문에 좋을 수가 없다.

약용식물과
자연치유에 관하여

　의과대학 시절 약초나 약용식물에 대해 배워본 것은 한의학개론 1학점짜리가 전부였다. 그런데 임상에서 만나는 암 환자들 중 상당수는 약용식물로 만든 건강보조식품을 복용하고 있었고 그 효능에 대해서도 절대적인 신뢰를 갖고 있는 경우가 많았다. 처음에는 환자의 무지에 대해 질타하는 마음과 지푸라기라도 잡고 싶은 환자들을 미혹하는 상술에 대한 걱정이 앞섰다.

　나를 포함한 많은 의사들은 암 환자를 대상으로 하는 대체요법에 부정적인 시각을 갖고 있지만, 많은 암 환자들과 가족들은 병원 대합실이나 입원실에서 오가는 정보들에 마음이 흔들린다. 가족이 암으로 투병 중일 때 병원의 말만 믿어야 하는가, 민간요법 또는 대체요법 또는 보완요법으로 불리는 것들을 병행해야 하는가, 라는 것은 현실 속에서는 큰 딜레마가 아닐 수 없다. 투병으로 몸이 약해진 사람을 놓고 이것저것 좋다는 것을 다 실험해 볼 수도 없는 노릇이고, 그렇다고 의사 말만 믿고 얼마 후면 죽게 될 거라는 사람에게 아무것도 손써보지 못한 채 그저 시간을 보낼 수도 없는 노릇일 게다.

암 환자들은 다양한 요법에 대해 귀가 얇아질 수밖에 없고, 주변 사람들도 이것저것 싸들고 찾아오거나 끊임없이 권유한다. 암 진단을 받았다고 하면 여기저기서 좋다는 것을 엄청 많이 소개해 준다. 꼭 나쁜 의도에서만 얘기하는 것도 아닐 것이다. 주변 지인들이라면 자신이 써보고 효과가 있었던 것들을 얘기해 주는 것일 테지만, 다만 그것이 모든 사람에게 적용되는 것이 아니라는 게 문제다. 플라시보 효과였는지도 모르지만 증명할 길은 없다.

정통의학에 의존하는 서구 세계의 치료와 전통적인 민간 치료에 대한 의존도가 높은 저개발국가의 암 완치율을 비교해 보면 60%와 20%로 많은 차이를 보인다. 그러나 현재 전세계의 80% 정도가 식물을 약으로 사용하고 있으며, 미국에서도 약 19% 정도의 환자들이 약용식물을 사용해 본 경험이 있다고 대답하는 것이 현실이다.

항암 치료, 방사선 치료, 수술이라는 표준치료는 진보를 거듭하고 있지만, 환자에게 크고작은 신체적, 정서적 부작용을 수반하는 것 또한 사실이다. 따라서 환자들은 삶의 질을 향상하고 후유증을 피하기 위해 보완요법에 관심을 가질 수밖에 없다. 또한 통증 완화에 대해 주류 의학에서 주는 도움이 부족하다는 점, 의료 시간이 점점 짧아지고 인간적인 케어를 받기 어려워졌다는 점 등을 감안하면 개인에 맞춰 편안함을 제공하려고 하는 보완요법을 마냥 탓할 수만도 없다. 이제는 오히려 환자들이 이런 약용식물이나 건강식품에 대한 이해를 높일 수 있도록 정확한 정보가 필요하다는 생각이 든다.

효과 좋은 보완요법의 장단점을 파악하라

한국에서 암 환자들은 병원에서 의사에게 대체요법(보완요법) 또는 약용식물에 대한 궁금증이 있어도 물어보기가 꺼려진다고 한다. 단호하게 "하지 마세요"라고 결론만 내려주기 때문에 설득이 되지 않는다고 한다. 비침습적이고 좀 더 편안함을 느끼게 해줄 치료에 대한 갈망을 단칼에 부정당하는 것이다.

반면에 미국의 암센터에서는 자연치유나 약용식물에 대해 과학적인 입장에서 검증해 보려는 노력이 있고, 환자들에게도 어떤 면에서 효과가 있는지 연구 데이터를 제공해 주기도 한다.

미국의 대표적인 암센터로 '메모리얼 슬로언케터링 암센터'라는 곳이 있다. 1884년 뉴욕암병원 부속으로 설립된 이곳은 암 수술, 항암화학요법, 방사선요법에서 선도적인 역할을 해왔는데, '세계 최고의 종합암센터'라고 불린다. 자신들의 병원 사이트(www.mskcc.org)에 자연치유나 약용식물에 대해서 과학적인 검증을 한 연구 자료를 각종 정보들과 함께 잘 정리해 놓았다. 단점이라면 영어로 돼 있어 일반 환자들은 접근하기가 어려울 수 있다는 것인데, 영어번역기를 켜놓고 열심히 보고 있는 환자들도 상당히 많다.

이곳은 보완요법(대체요법)을 통합의학의 관점에서 꾸준히 연구해왔다. 식품보조제부터 요가, 침술, 기 치료, 한의학, 최면술, 약초혼합물 등의 치료 효과까지 많은 연구가 이루어져 과학적인 근거를 가지고 이런 보완요법들을 임상에 활용할 수 있도록 해왔다. 예를 들어 요가와 기 치료는 항암요법의 커다란 부작용인 기분장애를 완화하는 효과가 높다. 침술은 만성통증이나 메스꺼움, 구토 같은 항암요법 부작용에 탁월한 완화 효과가 있고, 기공은 폐 기능을 향상시켜 암 환자에게도 효과가 좋고, 태극권은 노인의 균형과 근력을 효과적으로 향상시킨다는 것이다.

그러나 항암화학요법이나 방사선요법을 방해하고 심지어 목숨까지 위협하는 보완요법이 있는데, 특히 약초혼합물이 그렇다. 마황이나 베르가못 같은 식물은 각각 신경독성과 광독성이 있어 전문가 처방 없이 다량 사용하면 부작용 위험이 높다. 인기를 끌고 있으나 미심쩍은 대체요법들이 있다면 신비주의적인 면을 걷어내고 살펴봐야 할 것이다. 증상을 효과적으로 조절할 수 있도록 장점을 제대로 이해해야 한다.

십전대보탕과 소시호탕의 효력

한국어판으로도 번역된 『메모리얼 슬로언케터링 암센터의 통합

종양학』에서 대부분의 약용식물은 효능이 입증되기도 했지만, 결국엔 표준화가 어렵거나 특정 장기에 독성을 일으키기도 하고 의도하지 않은 알레르기 반응을 일으켜 실제로는 적용하기에 적합하지 않다는 의견이 대부분이다.

그중에서 특이하게도 십전대보탕(十全大補湯)과 소시호탕(小柴胡湯)이 항암 효과가 있어서 임상실험 중이라는 일본 쪽 연구가 있어서 소개한다.

십전대보탕은 우리나라에서도 옛날에는 커피 마시는 다방에서 팔았을 정도로 경동시장만 가도 쉽게 구할 수 있는 약재들로 만들 수 있는 처방전이다. 체력과 면역력을 상승시키고 피를 만들어내는 조혈 기능을 높인다는 십전대보탕은 연구에 의하면 방사선에 의한 골수 기능 저하에 대해 조혈줄기세포의 활성을 높인다는 효능이 입증되었다고 한다. 항암제 치료와 함께 십전대보탕을 먹었던 환자군이 그렇지 않았던 환자군보다 장기 생존하였다는 보고가 있다. 암의 종류, 진행도, 연령층에 따른 비교는 아직 연구가 부족한 것 같지만, 충분히 주목할 만하다.

일본에서 십전대보탕은 암과 싸우는 것이 아니라 '잘 지내는 방법'으로서 암 전이를 억제하는 한방약으로 얘기되고 있다. 십전대보탕은 원래부터 질병을 앓고 난 후에 체력저하, 무기력, 식욕부진 등에 효과가 있다고 알려져 오랫동안 사용돼 온 역사가 있는 약이다. 한 연구 실험에서는 대장암 세포를 쥐의 간문맥에 이식했다.

이식하기 일주일 전부터 십전대보탕을 먹여두었더니 전이를 억제할 수 있었다. 또 다른 실험에서는 악성흑색종 세포를 쥐에 투입했다. 꼬리에 주사한 것이다. 수주일간 폐로 전이되어 암세포로 시커멓게 되어버렸다. 그러나 십전대보탕을 먹이에 섞어준 쥐는 폐가 핑크색으로 전이가 매우 적었다고 한다.

소시호탕은 약 1,800년 전 중국 의학서 『상한론(傷寒論)』에 나오는 고전적인 처방이다. 현대의학적으로 소시호탕의 효능을 표현하면 면역력을 높이고 오랫동안 앓고 있는 감기, 기침, 복부 불쾌감, 권태감 해소 등에 효과가 있다고 한다.

소시호탕은 일본에서 간염에 효과적인 양약이 없었던 시절부터 간염 치료에 사용돼 왔다고 한다. 한방 엑기스를 추출해 응축시킨 과립형 약이나 캡슐형 약이 1970년대 보험 약으로서 인가를 받은 후 의료 현장에서 사용하는 횟수가 점점 늘어났고, 1992년에는 '간염의 간기능장애에 효과가 있다'는 논문이 발표되었다. 이후 전국에서 C형 간염 환자들의 치료에 일상적으로 사용되었다고 한다.

최근에는 간암 발암을 억제하는 효과가 있다고 인정되고 있다. 만성 간염이라면 언젠가 간암으로 발전할 가능성이 상당히 높은데 소시호탕은 이럴 때 효과적으로 예방해 준다고 한다. 재료가 되는 인삼, 감초, 생강 등을 비롯해 시호, 황금 등은 기본적으로 항암작용을 하는 성분들이다. 다만 소시호탕은 인터페론과 병용하거나 간암이 이미 걸린 환자에게 사용하면 간질성폐렴으로 사망하는 경우가 있어서 의사와 상담한 후 복용할 것이 권장된다.

의술인가 상술인가

일부 약초나 식품은 질병의 개선에 도움이 될 수도 있다. 진통제나 말라리아약들 중 일부는 전통 약초에 기인한 것도 있으며, 항암제 중 상당수는 그 기원을 식물성 추출물에 두고 있다.

약용식물은 평소에 자신의 몸에 대해 잘 이해하고 있는 사람이라면 예방 차원에서도 활용할 수 있을 것이다. 몸에 이상이 생기면 우리 몸은 어떤 식으로든 사인을 보낸다. 통증이 생긴다든지 피로하다든지 컨디션 난조를 보이는 식이다. 큰 병이 되기 전에 자신의 몸에 생긴 변화를 잘 알아차리는 사람은 그만큼 건강한 상태를 유지할 수 있을 것이다. 자연치유는 그런 면에서 몸의 생체리듬과 면역력을 최상으로 끌어올려 우리 몸이 가진 자생력으로 질병을 극복한다는 면에서 많은 암 환자들이 주목하는 방법이다.

그런데 자연치유 요양원 중에는 애초에 불순한 의도를 가진 사람들이 간혹 있어 보인다. 어떤 의사가 썼던 글에서 읽은 적이 있는데, 자신이 직접 암 환자가 되어 병상에 누워 있다 보니 찌라시 같은 것들을 병상에 던져놓고 가는 일이 많았다고 한다. 그것들이 의사인 자신이 봐도 혹할 때가 있었다고 한다. 암 환자들은 마음이 약해져 있어서 유혹에 약한 경향이 있기 때문에 근거 없는 상술에 휘둘리는 경우도 많다.

자기 환자들이 공기 좋은 데에 모여서 자연치유법으로 스스로 몸을 잘 돌볼 수 있도록 유도하는 것이야 문제될 것이 없다. 환자들에게 건강한 생활습관과 식습관을 가이드하는 것은 좋은데, 결국엔 효과가 불분명해 보이는 것을 적용하는 경우엔 걱정스러운 마음이 앞선다. 특히 간암 환자에게 부담이 될 수 있는 건강보조식품을 팔기 위한 목적으로 사이트를 운영하는 곳이 상당히 많다. 스마트배송이라고 쓰여 있다면 일단 의심스럽다. 수입을 올리기 위한 수단으로 건강보조식품을 자꾸 환자들에게 추천하는데, 그걸 안 사면 환자가 부담을 느낄 정도로 극구 권하기도 한다. 그렇게 자연치유가 모객을 위한 슬로건이 되는 경우에는 환자들이 주의해야 할 것 같다.

카톨릭 단체에서 운영하는 자연치유센터 같은 곳은 호스피스병동과 함께 운영하면서 후원회원들의 회비와 독지가 성금만으로 운영비를 충당하는 곳도 있다. 상업적인 곳인지 구별하기 힘들 때는 이런 곳에서 자연치유 교육을 받는 것도 괜찮으므로 관심 있다면 이쪽을 고려하는 것이 좋겠다.

또 한때는 일부 한방병원이 이런 트렌드를 주도한 적도 있다. 대학병원에서 항암 환자들이 입원은 할 수 없는 채로 외래에서 항암주사만 맞고 나오기 때문에 한방병원에 입원해서 링거 맞아가면서 몸을 회복하는 것이다. 다만 산삼약침, 행인약침, 느릅나무 추출물 등 과학적 근거가 의심될 만한 것들을 권하는 경우가 상당수 있으므로 주의했으면 한다.

항암 치료와 항산화 요법을 병행하는 문제

암 전문 요양병원에 가면 항암이나 방사선 치료를 받고 있는 분들에게 항산화 주사를 권하는 경우가 있다. 이럴 때는 '주치의랑 상의해 보고 맞을 것'을 권하고 싶다. 정확히 통계치가 나온 것은 없지만 항산화 주사가 항암이나 방사선 효과를 떨어뜨릴 수 있다는 의심을 받고 있기 때문이다.

산소는 인체에 꼭 필요한 것이지만 우리 몸에서 대사 작용을 거치고 남은 산소는 유해한 활성산소가 된다. 이것은 산화력이 강해서 정상 피부세포와 조직을 손상시키고 항산화 능력을 방해한다. 항산화 주사는 활성산소를 억제해서 체내 세포가 산화되는 것을 막고 미용 효과까지 낸다고 이야기되고 있다.

발암물질이 활성산소와 만나면 세포에 독성이 되고 암의 원인이 된다고 한다. 이것을 없애주는 것이 항산화 주사라고 설명되기 때문에 일반 병원에서도 많은 사람들이 항산화 주사를 맞는다.

고용량비타민C도 마찬가지로 활성산소를 없애주고, 항산화와 피로회복에 좋으며 암 예방 효과가 있다고 한다. 2017년 3월 미국 아이오와대학 연구진이 발표한 논문에 따르면 비타민C는 높은 수치라도 정상세포에 독성이 없고, 암세포 내의 변화된 철분 대사가 고용량비타민C와 반응을 일으켜 암세포 사멸에 민감성을 높여준다고 한다. 암 환자에게 항산화 주사를 권하는 것은 면역력 증강과 암세포의 성장을 억제해 준다는 효과를 기대하기 때문이다. 비타민C가 활성산소를 없애주기 때문에 항암 효과를 높인다고 해서 항산화 주사 중에서도 고용량비타민C를 보조적인 치료로 사용하는 경우도 많다. 다만, 주의해야 할 포인트가 있다. 방사선·항암 치료를 받을 때는 산화물질이 암을 공격하기도 한다는 사실이다. 만약 방사선·항암 치료 중에 산화물질을 억제하는 강한 항산화 주사를 쓴다면 항암 주사와 방사선 치료 효과를 차단시켜 버릴 것이다.

암 요양병원에서는 항암 환자에게 고용량비타민C를 권하는 경우가 많다. 항암화학요법의 독성을 줄이고 치료 효과를 증진시키기 위해서다. 환자들의 컨디션을 좋게 만들어 덜 힘들면서, 항암에 견딜 수 있게 도와주는 것이다. 그러나 『메모리얼 슬러언케터링 암센터의 통합종양학』에 보면 항산화 기능이 있는 것으로 알려져 암을 예방하는 데 사용되는 고용량비타민C 주사가 부정적 결과를 가져올 가능성도 있어 보인다.

암 환자들이 항산화제를 반드시 사용해야 하는지는 아직 확실하지 않다. 항산화제가 건강한 세포를 활성산소로부터 보호하지만 암세포도 같이 보호한다는 주장도 있다. 방사선·항암 치료 중일 때는 항산화 주사가 항암제 효과를 떨어뜨릴 수 있다는 의견이 있기 때문에, 좀 더 확실한 연구들이 나와서 결론을 내려주기 전까지는

항암 치료와 항산화 요법은 병행하지 않는 것이 좋겠다는 것이 내
의견이다.

어떻게 살 것인가

　여명을 얼마 남겨두지 않은 암 환자이든, 당뇨, 고혈압, 동맥경화 등의 만성질환에 시달리는 사람이든, 건강한 몸 상태로 활동해 오던 이전과는 달리 신체 활동에 이상을 느끼기 시작한 사람이라면 누구든 지난 삶을 되돌아보게 된다. 최근 웰빙을 넘어 웰다잉이라는 키워드가 부각되는 것은 현대인들이 그만큼 마음의 여유와 안정을 가지기 힘들기 때문이 아닐까 생각한다.

　세계보건기구(WHO)는 "건강이란 질병이 없거나 허약하지 않을 뿐만 아니라 육체적, 정신적, 사회적, 영적으로 완전히 안정된 역동적인 상태를 말한다"라는 정의를 내린 바 있다. 신체적으로 건강한 상태가 전부가 아니라 몸와 마음의 조화를 이루는 것이 참된 건강이라고 보는 것이다.

　육체적으로 문제가 없어 보이고 돈도 많이 벌고 있지만 하루를 살아가는 것에 재미를 느끼지 못하고 정서적으로 불안정한 상태를 유지하고 있다면 그것은 건강하다고 할 수 없다. 또 정신은 육체에서부터 시작하는 것이라서 아무리 멘탈이 강했던 사람이라 해도 육체적 건강이 무너진 상태라면 정신적, 정서적, 영적 선상에 어떤 식으로든 문제가 발생할 수 있다.

아직 젊은 여성에게 '장기 적출'이라는 것

일반인들에게 자궁은 그저 아기를 낳을 때만 필요한 장기라는 인식도 있다. 그러나 "자궁을 적출했을 때 과연 부작용이 없을까요?"라는 질문을 하는 사람들이 요새는 늘어났다. 아이를 낳을 계획이 없는 사람들에게도 자궁과 유방은 여성에게 정서적으로 큰 의미가 있는 장기임에 틀림없다. 정체성과도 관련이 있으니 말이다.

내가 초등학교 시절에 어머니가 자궁근종 진단을 받았던 적이 있다. 당시에는 어렸기 때문에 상황이 어떤지 뭐가 뭔지도 잘 모르는 상태였지만, 어머니가 수술 날짜를 잡고 난 뒤 아버지가 근심하시던 기억이 난다. 2주 동안 이모와 외사촌누나가 번갈아가면서 우리 집에 와서 밥해 주고 빨래해 주던 기억도 어제같이 생생하다. 어머니의 자궁 적출수술은 온 가족과 친척이 동원된 큰일이었다.

어머니가 병실에서 피 묻은 기저귀 같은 걸 갈고 며칠씩 아파서 누워 계셨던 기억도 난다. 2주 후에는 거동이 가능하셨지만 수술 후 부작용이었는지 모르겠는데 쉽게 피로하고 얼굴에 잔주름이 생기고 왠지 잔병치레도 더 하는 것 같다는 말씀하시곤 했다. 기어이 얼마 후에는 폐렴이 와서 호되게 고생하셨던 기억도 난다.

예전에는 맹장(충수)을 진화적으로 퇴화한 필요없는 장기라고 여겨서 제왕절개 수술로 아기를 낳을 때 겸사겸사 잘라주는 경우도 있었다. 혹시라도 염증이 생기면 개복수술을 받아야 할 위험이 있으니까 제왕절개를 한 김에 처치해 준다는 개념이었다. 그러나 지금은 맹장에도 면역세포가 많이 몰려 있다는 것이 밝혀지면서 그런 처치들이 모두 없어졌다.

이처럼 자궁이라는 장기도 수정란이 착상하는 곳으로, 아기가 엄마 몸밖으로 나오기 전까지 자라고 보호되는 곳으로 쓰이는 것뿐만 아니라 어떤 다른 기능이 있을지는 아직 알려지지 않았을 뿐 알 수 없는 것이다. 또 한 가지 주목해야 할 것은 자궁 적출수술 후 환자들이 부작용을 호소한다는 점이다. 몸에 밸런스가 무너지거나 몸이 냉해지거나 우울감이 온다거나 성욕 감퇴가 온다거나 하는 것들이다. 나중에 의사가 되고 나서 자궁 적출을 위해 개복수술을 한 후 장 유착이 심하게 생겨서 장이 막히는 바람에 다시 개복수술을 해서 풀어주는 사례도 봤다.

자궁 적출을 할 때는 양쪽 자궁동맥을 묶고 자르는데, 이러면 자궁동맥의 혈류가 완전히 없어진다. 그런데 골반 내 동맥들은 다들 서로 이어져 있으며, 자궁동맥이 꼭 자궁으로만 혈관을 공급하는 것은 아니라는 문제가 있다. 난소로도 혈관을 공급해 주는데 자궁 적출로 인해 난소의 기능이 떨어지는 사례도 있다. 폐경이 일찍 오거나 에스트로겐을 만드는 기능이 떨어질 수 있는 것이다. 자궁 적출수술 전후로 에스트로겐 수치를 재봤을 때 수치가 떨어져 있다면 난소 기능에 영향을 주었다고 판단하기도 한다.

젊은 여성들은 "나 살쪘어" 하다가 "나 똥배야" 하다가 "그런데 왜 딱딱하지" 하면서 검사를 통해 근종이 발견되는 경우가 많다. 가임기 여성의 경우 자궁 적출이 부담스러운 자궁근종 환자는 비수술적 치료인 하이푸를 알아보기도 한다. 그러나 거대근종이거나 혈류가 많거나 자궁에 물이 많은 경우에는 거의 대부분의 환자들이 하이푸 시술을 할 수 없다는 얘기를 듣는다. 나의 경우에는 자궁동맥 색전술을 병행해서 하이푸 시술을 하기 때문에 거대근종을 자궁 적출 없이 치료한 사례가 꽤 있다.

어쨌든 자궁과 유방의 장기 적출은 여성 환자에게는 이후 정서적 건강에까지 영향을 미치는 면이 있기 때문에 신중해지는 것 같다.

몇 개월 더 살자고 아들의 간 이식?

몸에 종양이 있다는 의사의 말을 들으면 누구나 가슴이 철렁하는 느낌을 경험할 것이다. 그러다 종양의 정체가 암이라는 진단을 받으면 '왜 하필이면 나입니까?' 하고 신을 원망하는 마음을 품기도 한다. 그러나 인간이라면 누구나 맞이하는 것이 죽음이다. 그래서 이러한 상황을 미리 생각해 보고 현재의 삶을 돌아보며 '어떻게 살 것인가', '나는 무엇으로 사는가'의 지향점을 찾는 것이 웰에이징이라고 볼 수 있다. 옛 선조들은 나이가 들면 자신이 입을 수의를 직접 마련하면서 자신의 남은 생을 어떻게 살아갈 것인가를 계획하는 기회로 삼았다고 한다. 그런데 요즘에는 자식들도 '수의' 얘기를 절대 꺼내지 않는다. 부모님들도 의식이 달라져서 "나보고 죽으라는 소리냐?"고 반응하기 때문이다.

"우리는 살아왔던 모습대로 죽는다"라는 말이 있다. 갑작스러운 여명 선고를 들은 사람이라고 해서 갑자기 사람이 바뀌는 경우는 사실상 드물다. 간암 환자의 경우 가끔은 마냥 훈훈할 수만은 없는 이야기가 들리기도 한다.

유난히 우리나라에서만 이루어지는 간암 치료법으로 간 이식이 있다. 간암일 경우 환자의 간을 모두 드러내고 다른 사람의 간 일부를 이식해 주는 것이다. 앞서 말한 대로 이미 B형 간염, C형 간염 등을 가지고 있었을 경우에는 간암 발병 이후 간 기능이 떨어질 수 있다. 간경화까지 갔다면 수술로 종양을 떼어내는 것은 불가능하다. 간 기능이 양호한 사람들은 종양 제거를 할 때 부분 절제를 하면 되지만 암 초기라도 간 기능이 너무 안 좋을 때는 수술로 인한 사망으로 이어질 위험이 크다.

간암 초기에는 다른 곳에 전이가 없을 것으로 간주하고 간을 모두 드러내고 다른 사람의 간 이식을 받는 선택지가 있다. 간 이식은 비교적 까다롭지 않은 수술로 혈액형만 맞으면 가능하다. 간 이식을 해주는 사람은 간의 반을 잘라 환자에게 주는 것이다. 사체 이식도 가능하지만 구하기가 힘들기 때문에 가족이나 주변 사람으로부터 이식을 받는 경우가 대부분이다.

한번은 우리 병원에 내원한 환자가 아들로부터의 간 이식을 고려하고 있다면서 의견을 묻길래 솔직하게 의견을 얘기했다.

"『효경(孝經)』에 나오는 말로 신체발부수지부모(身體髮膚受之父母)라고 해서 부모님으로부터 물려받은 것은 머리카락 하나라도 소중히 하는 것이 효의 시작이라고 했습니다. 우리나라를 지배하고 있는 유교적 효사상을 대표하는 말이지요. 꼭 유교적 철학을 말하지 않더라도 무릇 생명이라는 것이 부모로부터 자식으로 가는 것이 방향이 맞는 건데, 자식이 부모에게 주는 것이 맞을까요. 자연스럽지 않은 것 같습니다. 암이라는 질병은 결국엔 죽을 확률이 높습니다. 기대수명을 약간 높이자고 한창 건강하게 살아야 할 자식에게 신체적 트라우마를 남기는 건 자연의 법칙에 맞는 일이 아닌 것 같습니다."

우리나라에서 간 이식 수술이 유난히 많은 것은 '효'에 기대는 정서 때문이다. 아빠가 간암이라고 했을 때 어떤 의사는 간 이식 쪽으로 은근히 밀고 나가는 경향을 보인다. "아빠가 간암인데 아들이 좀 떼어주시죠"라고 의사가 권하면 우리나라에서는 대부분 떼어주는 경우가 많다. 한동안은 간 이식을 해주는 아들 사례를 방송에서도 '효'를 주제로 훈훈한 미담으로 다루기도 했다. 그런데 사실 간 이식을 주는 사람의 경우에도 간 기능이 좀 떨어질 수 있다. 6개월 후 복원이 된다고 해도 결국엔 원래의 간 기능보다 떨어지는 건 어쩔 수 없다. 또 전신마취 수술을 해야 하며 신체적 외상을 남기는 것도 당연히 부담이 된다.

게다가 문제는 아들의 한창 살아갈 인생을 일부 희생시켜 가면서까지 받았던 간 이식 수술의 효과다. 결국 암은 간 이식을 받는다고 해도 재발될 확률이 상당하다.

예전에 응급실에서 군의관 생활을 할 때를 돌이켜보면 별별 사람들이 많았다. 간 이식을 해주기로 했다가 도망가는 경우도 있었고, 극도로 결혼을 반대하던 장인이 예비사위에게 "간을 나에게 주면 결혼을 허락한다"고 해서 이식 수술을 준비하는 경우도 있었다.

어느 환자는 모자 감염으로 인한 간염 때문에 전격성 간부전 상태까지 간 경우가 있었다. 엄마가 한약을 먹고 생약유발간염이 되었던 것이 원인이었다. 당시 순식간에 간 기능이 사라져 위험한 상황이었는데, 다행히 친구와 친구 동생 두 명에게서 간 이식을 받았다. 그러나 면역억제제 부작용으로 결국엔 사망하고 말았다. 현대 의학에서 장기 이식 자체는 그리 어려운 수술이 아닐지 모르지만, 몸은 그것을 외부물질로 인식해 거부반응을 일으킬 수 있기 때문에 평생 면역억제제를 먹으면서 사후관리를 해야 한다. 먹는 음식에도 제약이 있으며 감기조차도 위급한 상황으로 이어질 수 있다. 또 면역억제제를 먹으면 발암률이 올라간다는 사실을 생각해 보면 양날의 검이 있는 것이다.

누구에게나 하루의 가치는 동일하다

내가 응급실에서 근무하는 레지던트였던 시절 겪었던 일이다. 병원 인근의 횡단보도 앞에서 사람들이 신호를 기다리고 있는데, 인도 쪽으로 중형 승용차 한 대가 돌진해서 사람들을 쓰러뜨린 사고가 일어났다. 그중 두 명이 응급실로 들어왔다. 한 명은 40대 환자였는데 사망한 채로 도착했고, 또 한 명은 육안으로는 어디를 다쳤는지 알 수 없었지만 신경 계통에 이상이 있는 것으로 의심이 되어 검사를 실시했다. 머리 쪽은 괜찮았지만 경추가 완전히 골절되어 버려 사지마비가 온 것이었다. 이 사람은 다른 병원 원무과에서 근무하는 사람이었는데 본인이 근무하던 더 큰 병원으로 옮겨 주었다.

일을 다 처리하고 나서 한숨 돌리고 앉아 있는데 한 여고생이 쭈뼛거리며 다가왔다. 자신도 다쳤다고 호소하는 여학생을 살펴봤는데 별다른 이상 없이 종아리에 찰과상만 살짝 입었을 뿐이었다. 찰나의 순간에 사망, 장애, 찰과상의 세 갈래 인생 길이 갈린 것이었다. 우리 모두는 갑자기 어느 날 죽을 수도 있다.

아직 한창 나이인 김주혁이라는 배우는 원인을 알 수 없는 교통사고로 갑작스레 사망해서 많은 사람들에게 충격을 주었다. 급발진, 심근경색, 약물 부작용 등 여러 가지로 사망 원인이 추측됐지만 정확한 원인은 아직도 미궁 속에 있다. 소설 속 주인공 이야기이긴 하지만 어느 여고생은 췌장에 불치병이 생겨 1년밖에 살날이 남지 않은 상태에서 갑작스레 묻지마 살인으로 일찍 세상을 떠난다. 의학이 발달한 탓에 중병임에도 불구하고 주위 사람 누구에게도 시한부인 것을 들키지 않은 채 잘 살고 있던 소녀였다.

그러니 암 환자이든 아니든, 장기 적출을 권유받은 사람이든 아니든 우리가 보내는 오늘 하루의 가치는 모두 동일하다. 모든 인간은 언젠가는 죽을 사람으로 보이지는 않으며, 곧 죽을 것 같은 모습 따위는 내보이지 않은 채 살아간다. 어제까지 죽을 예정에 없던 사람이든, 췌장암으로 시한부 생을 사는 사람이든, 짧은 기간이라도 목표가 생긴다면 인간을 반짝반짝 빛나게 할 수 있다고 믿고 싶다. 우리는 지금까지 살아왔던 것처럼 각자의 선택과 각자의 의지에 따라 오늘도 살고 있으며, 내일도 그러할 것이다.

참고 자료

프롤로그

Hendrickson MR & Kempson RL (1980). Smooth muscle neoplasms. In surgical pathology of the Uterus, P.472. Philadelphia: Saunders.

Baird DD, Schectman JM, Dixon D, Sandler DP & Hill MC (1988). African Americans at higher risk than whites for uterine fibroids: ultrasound evidence. Am J epidemiology 147(11): S90

Cramer SF & Patel A (1990). The frequency of uterine leiomyomas. Am J chin Pathology 94:435-8

2장

『행복을 풀다』, 모 가댓 지음, 강주헌 옮김, 한국경제신문

『허리병 수술 없이 잡는다』, 고도일 지음, 동아일보사

『백년 허리』, 정선근 지음, 사이언스북스

Buttram VC & Reiter RC (1981). Uterine leiomyomata: ethiology, symptomatology, and management. Fertil Steril 36: 433-45.

『암, 생과 사의 수수께끼에 도전하다』, 다치바나 다카시·NHK 스페셜 취재팀 지음, 이규원 옮김, 청어람미디어

http://www.newsworker.co.kr/news/articleView.html?idxno=11084

http://news.chosun.com/site/data/html_dir/2017/08/24/2017082400094.html

http://news.mk.co.kr/newsRead.php?year=2017&no=556832

http://docdocdoc.co.kr/news/articleView.html?idxno=191824

3장

Sabiston chapter: tumor biology and tumor marker

http://www.hyundaenews.com/sub_read.html?uid=25928

http://www.mdtoday.co.kr/mdtoday/index.html?no=271462

『건강검진, 종합검진 함부로 받지 마라』, 김충원 지음, 좋은땅

〈통계로 본 암 현황 2017년〉, 보건복지부·국립암센터

4장

〈2016년 사망원인통계〉, 통계청

http://www.cancer.go.kr/ebook/207/webview/index.html

http://www.medical-tribune.co.kr/news/articleView.html?idxno=70447

〈2016년 1분기 건강보험 주요통계 및 진료비 통계지표 공동 발표〉, 건강보험심사평가원

http://www.economytalk.kr/news/articleView.html?idxno=152613#07AG

https://dot.asahi.com/aera/2015091000093.html?page=1

https://www.yakuji.co.jp/entry1794.html

http://www.cancer.go.kr/mbs/cancer/subview.jsp?id=cancer_030101010100

http://jpos-society.org/activities/mental.php

『숨결이 바람이 될 때』, 폴 칼라니티 지음, 이종인 옮김, 흐름출판

http://www.asahi.com/apital/articles/SDI201607252792.html

http://jpos-society.org/about/psycho-oncology.php

5장

EBCTCG(Early Breast Cancer Trialists' Collaborative Group) effect of chemotherapy and hormonal therapy for early breast cancer on recurrence and 15-year survival: An overview of the randomized trials. Lancet. 365:1687-1717 2005

http://biz-journal.jp/2016/01/post_13404.html

http://epi.ncc.go.jp/jphc/outcome/259.html

http://epi.ncc.go.jp/jphc/outcome/262.html

〈International Journal of Cancer〉 2004년 110권 435~442p

https://www.tyojyu.or.jp/net/kenkou-tyoju/shippei-undou/undou-gan.html

『의사가 자신의 가족에게만 권하는 것(医者が自分の家族だけにすすめること)』, 호조 모토하루 지음, 쇼덴샤(祥伝社)

http://www.smedaily.co.kr/news/articleView.html?idxno=3781

http://www.newswire.co.kr/newsRead.php?no=46119

『메모리얼 슬로언케터링 암센터의 통합종양학』, 메모리얼 슬로언케터링 암센터 지음, 아주대학교 병원 통합의학센터 옮김, 예지

http://www.gan-info.com/gan-yobou/yobou-kanpou.html

http://www.cpbc.co.kr/CMS/newspaper/view_body.php?cid=314157&path=200910

http://mbn.mk.co.kr/pages/news/newsView.php?news_seq_no=3186235

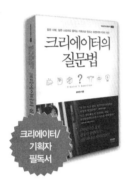

크리에이터/
기획자
필독서

크리에이터의 질문법

윤미현 지음 | 16,000원

**사람들의 마음을 얻은 크리에이티브한 프로그램들
은 어떻게 탄생했을까?
대한민국을 울린 휴먼다큐멘터리 PD가 전하는
크리에이터의 생각법, 기획법, 질문법!**

새로운 콘텐츠의 제작 과정은 곧 질문에 대한 답을 찾아가는 과
정이다. 질문의 수와 깊이만큼 콘텐츠에 나만의 시각을 담을
수 있고, 시대를 더 진정성 있게 반영하여 대중과 연결할 수 있
다. 『크리에이터의 질문법』은 수많은 프로그램을 기획하고 제
작해온 저자의 수많은 질문과 답을 담고 있다. 같은 자리만 맴
도는 기획에 가로막힌 크리에이터라면, 오랜 세월 쌓은 저자의
내공과 기획법이 반드시 새로운 길을 제시해줄 것이다.

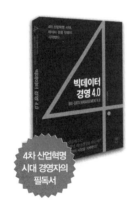

4차 산업혁명
시대 경영자의
필독서

빅데이터 경영 4.0

방병권 지음 | 15,000원

**구글, 아마존, 넷플릭스는 어떻게 늘 혁신적인
의사결정을 할까? 밀려오는 4차 산업혁명의 파도,
빅데이터로 경영의 중심을 잡아라!**

4차 산업혁명 시대에서 빅데이터를 활용하는 것은 크게 2가지
로 나눌 수 있다. 기존의 사업에서 빅데이터를 얻을 수 있는 부
분을 찾아 수집하고 활용하여 사업화하는 것과 나에게 필요한
빅데이터를 수집하여 사업에 활용하는 것. 저자는 책에서 후자
를 새로운 경영의 핵심이라 말하면서 "현장으로 직접 나가 측
정하라"고 조언한다. 4차 산업 혁명은 시작되었다. 우리는 이
대세 흐름에서 벗어날 수 없다. 이 책은 새로운 패러다임 속에
서 당황하고 있는 이들에게 해외의 성공 사례는 물론, 국내 사
례 사례를 소개하여 실질적인 도움을 줄 것이다.

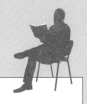

SNS 마케팅 시리즈

임헌수, 최재혁 지음 | 각 권 16,000원

**카카오스토리, 인스타그램, 네이버, 구글, 유튜브
지금 가장 뜨거운 SNS 채널 마케팅의 모든 것!**

온라인 마케팅은 날로 발전하는 기술의 변화와 시시각각 변화하는 소비자들의 입맛을 잡기 위해 더욱 치열하게 전개될 것이다. 이 경쟁 속에서 살아남기 위해서는 나의 일방적인 메시지를 전달하는 것이 아니라, 디지털 시대에 걸 맞는 채널로 재가공하여 발신해야 한다. 그렇다면 나의 고객은 어떤 온라인 채널에 있고, 그들은 무슨 이야기를 듣고 싶어 할까? 이 시리즈는 모든 온라인 마케터와 사장들의 질문에 답한다. 전문가가 다년간 축적한 온라인 마케팅 핵심 개념을 초보자의 눈높이에 맞게 설명하고 있으며, 특히 홍보에만 주력할 수 없는 대다수 기업의 현실을 적극 반영하여 최대한 간편하고 쉽게 따라 할 수 있는 방법을 함께 소개하고 있어 매우 실용적이다.

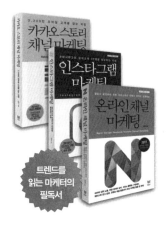

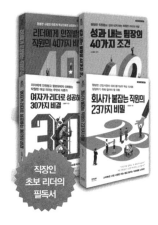

직장인 처세 시리즈

황인태 외 지음 | 각 권 13,800원

**성과 내고 싶은 직장인, 리더에게 인정받고,
팔로워에게 존경받고 싶은 중간 리더들의 필독서!**

평생직장의 개념이 없어지면서 현대의 직장인들이 방황하고 있다. '과연 이 회사에 몸바쳐 일하는 것이 맞을까?', '이 회사에서 얼마나 더 일할 수 있을까?' 헷갈리고 걱정스럽다. 이 시리즈는 '이왕 직장생활을 시작했으니 제대로 한번 해 보자'라고 꿈을 세운 후 회사 생활을 시작하라고 말한다. 어떻게 하면 조직에서 인정받는 핵심인재가 될 수 있을지, 어떻게 하면 성과 내는 중간 리더가 될 수 있을지 궁금하다면, 반드시 이 시리즈를 필독하라!

회복 빠른 비절개 치료로 건강하게 사는 법

칼 대지 않고 수술합니다

초판 1쇄 발행 2018년 1월 8일
초판 2쇄 발행 2018년 1월 12일

지은이 김태희

발행인 백유미
펴낸이 조영석

발행처 (주)니카
주소 서울시 서초구 효령로 34길 4, 프린스효령빌딩 5F

등록 2009년 12월 1일 제 385-2009-000044호
전화 070-7600-8230 **팩스 |** 070-4754-2473

값 14,500원
ISBN 979-11-5532-329-8 (03510)

이 도서의 국립중앙도서관 출판시도서목록(CIP)은 서지정보유통지원시스템 홈페이지(http://seoi.nl.go.kr)와 국가자료공동목록시스템(http://www.nl.go.kr/kolisnet)에서 이용하실 수 있습니다. (CIP제어번호 : CIP2017034319)

라온북은 독자 여러분의 소중한 원고를 기다리고 있습니다. (raonbook@raonbook.co.kr)